ネコの手も借りたい！

ニャンとも楽しい
臨床論文との付き合い方

中川義久

滋賀医科大学内科学講座循環器内科教授

Kinpodo

はじめに

中川義久

　本書のコンセプトは、「論文×ネコ」です。

　論文を執筆し医学雑誌に掲載にいたるのは困難な作業です。学会で発表することも大きな苦労をともないます。それを日本語ではなく、外国語である英語で行うのは偉業ともいうべき作業です。英語の論文を読むことすら、大きなエネルギーを要します。多くの若手の医師にとっては、論文はとっつきにくく、できれば避けて通りたい面もあると思います。

　皆さんにとって苦手である"論文"を切り口に、気軽に読めてちょっと役立ち、クスッと笑いながら読むことのできる軽妙な内容を目指したのが本書です。医師を含む医療関係者を読者として想定していますが、医療には無縁の方が読んでも理解できるように工夫しました。論文への壁を払拭し、論文に慣れ親しみ、そして最終的にはスラスラと論文を書くことができるようになる！　という崇高な目標を掲げつつ、基本ゆる〜く、時にピリッと、医学論文の読み書きに使える小ネタを満載しています。

　とはいえ、論文アレルギーを持つ方も多いと思います。それを解消するには何らかの助けが必要です。そこでネコの手を借りることにしました。「ネコの手も借りたい」というのは、何の役に立たないネコの手すら借り

たいという意味から、働き手が不足し、非常に忙しい様子を喩えるコトワザです。これほどまでに、役に立たないと認知されているネコですが、本書では違います。ネコが大活躍します。論文の意味をすばやく掴むためのコツや、論文投稿するときに知っていたほうがよい情報を、ネコにまつわるエピソードを紹介しつつ、取っつきやすい文章で書きました。ネコと自在に会話できることを自認する私だからこそ到達できた境地といえるでしょう。エッヘン。

　世の中は、ネコが起用されているTV番組やCMをよく見かけると感じませんか？　特集でネコがよく取り上げられ、ネコの動画を冒頭で紹介して視聴者を惹きつけるなど、ネコの露出が増えています。「ネコブーム」の到来を利用して視聴率を稼いでいます。私は、こんなブームのずっと前から、ネコの偉大さを理解し、ネコに寄り添って生きてきました。ネコは素晴らしい人類のパートナーです。一見、無縁にも思える、"論文"と"ネコ"の相乗効果により、本書は「ムズカシイ」を「楽しい」に変換して読み進める仕掛です。

　医学情報のポータルサイトであるCareNet.comに、私は【Dr.中川の「論文、見聞、いい気分」】と題する連載企画を続けています。この連載を基礎に加筆修正して再編集したものが本書です。本書を出版できるまでに原稿を重ねることができたのは、毎月の締め切りを守ることができず投げ出しそうになる私を、粘り強く応援してくださった同社の金沢浩子様・遊佐なつみ様のお陰です。また、製作に尽力いただいた金芳堂の一堂芳恵様の頑張りにも感謝しています。ニャンともありがとうございます。

　では楽しんでくださいニャ！

目　次

本書は、CareNet.com（https://www.carenet.com/）にて2018年7月〜
2021年5月に掲載された【Dr.中川の「論文・見聞・いい気分」】の連載をも
とに、一部加筆修正して再編集された作品である（※連載は現在も継続中）。

イントロダクション

CCメールの "CC" の
意味を知っていますか？

　吾輩は猫である。名前は、すでにある。「レオ」というニャ。飼い主である循環器内科医から名付けられたのニャ。百獣の王を意味する、この名前を気に入ってるニャン！

　私が、このレオの飼い主です。循環器内科医です。大学病院という医師育成機関に勤務しております。そのため、若手医師への研究活動や論文執筆を指導させていただく機会も多々あります。論文へのアレルギーを払拭し、論文に慣れ親しみ、そして最終的には論文を書けるようになることを目指して彼らと接しております。その作業は、仕事としてツライことではなく、むしろ自分にとって楽しい時間です。その中で感じたこと、考えたことをエッセイとして書き溜めてみました。論文を執筆する背景にある、科学的思考法や医療統計などにも触れています。また、医療に関連したウンチクやトリビアにも触れて楽しく読める内容をめざします。とはいえ堅苦しい内容ではなく、肩の力を抜いて読むことができるような軽妙なタッ

チで進めていきます。

　では始まりです。

　さて、あなたは英語の論文を読んだことがありますか？　これまで何本の英語論文を読みましたか？
　読んだこともないのに書けるはずはありません。まず読むことに慣れなければならないでしょう。

　著者の勤務する病院でも論文抄読会が定期的に開催されています。抄読会の数日前に担当者が選んだ論文のPDFがメールの添付ファイルとして参加者に送付されます。PubMedなどで検索しダウンロードしたファイルです。ペーパーレスの現代では当然かもしれませんが、私はこのメールを受けとるたびに思い出すことがあります。紹介しましょう。

　私が学生であったころ、30年以上昔の、昭和60年（1985年）前後の時代の話です。
　ある教授が医学生を対象に英語論文の抄読会を開催しておりました。その時代には、すでにコピー機はあり、担当者は選んだ論文を参加者の人数分だけコピーして配布していました。その様子を見ながら、「便利だがダメな時代になったなぁ」と、その老先生自身がかつて学生時代に参加していた抄読会について語ってくれたのです。
　昭和35年（1960年）前後の話と推察します。当時は、まず図書館に行き過去の雑誌を製本したものが並ぶ書架から目標とする論文を探し出します。そして、貸出手続きをして自宅に持ち帰ります。

なぜか？

コピー機がない時代ですから、手打ちのタイプライターで論文の全文章を打ち直していたというのです。抄読会の参加者が5人であれば、5枚の紙の間に4枚のカーボン紙を挟んで打ち直していたそうです。

まさにカーボンコピー（Carbon Copy）です。

タイプライターで文書を作成する際に2枚の用紙の間にカーボン紙を挟むと、正副2通の文書が同時に作成できます。複写機やプリンターが発明される前の複写術です。この名残がEメールでのCCメールです。

正副2通の文章を打つのではなく、抄読会の参加人数分だけ一度に打つのです。6人分だと6枚目には文字が現れず、5枚が限界とのことでした。5枚でも1文字ずつ力を込めてタイプしないと読めなかったそうです。

抄読会の担当者の苦労は膨大ですが、間違いなく論文を読み、そして書く力が涵養されたことでしょう。

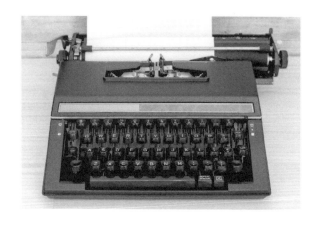

はじまりの文章として、昔話をしました。

　レオの飼い主と自己紹介しましたが、私が飼っているというよりも、猫さまに家にいていただいているという謙虚な気持ちで猫さまに接しております。本書では、そのレオが皆さんの案内役として、楽しい世界にいざなってくれます。

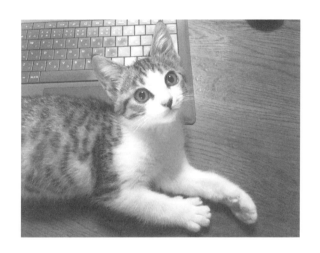

カーボンコピーと手打ちのタイプライターの時代の抄読会は 5 人限定がよさそうだニャ〜。猫にタイプライターは無理だけど、パソコンのキーボードの上を歩くのは楽しいニャ〜。

パソコンに向かっての仕事中に邪魔するのは
勘弁ください！

映画で描く医療・医学、お薦め作品紹介！

　私は映画が大好きです。とはいえ映画館で観ることはあまりありません。いつ病院から緊急の呼び出しがあるかもしれず落ち着かないのです。当直明けで疲れているけれど妙に眠れない時があるのです。こんな時に自宅の居間で楽しむわけです。

　今は便利な世の中です。好きな映画作品を、いつでもオンデマンドで楽しく視聴することが可能です。映画の最中に、急にトイレに行きたくなっても安心です。一時停止にして、用を済ませてから落ち着いて続きを見ることが可能となったことは素晴らしいことです。

　映画監督ほどすばらしい仕事はないと思います。それは、映画監督は人間の心を知り尽くしていなければできない仕事だからです。役者に演技指導するだけではありません。同じ風景でも愛情を伝える光、風はどんなものか、揺れ動く恋心を伝える曲のリズムは何かを知っていなければなりません。文学、音楽、絵画、写真、これらの総合力が要求されます。さらには、映画の小間切れのシーンを前後バラバラに撮影してから、最後に繋ぎ合わせるのですから天才的才能です。

　映画を観て勇気づけられ生きる力を取り戻した人も多いのではないでしょうか。観るものに感動を伝える映画監督は賞賛に値する仕事です。

　医療の現場は人間の生と死を扱う場所なのでドラマに満ちています。ですから映画の題材に病気や医療が使われることが多いのも当然です。

　そこで私が勧める医療物傑作映画を5本紹介しましょう。名作揃いなので、すでに観たことがある作品ばかりだと感じる方もいると思います。お許しください。

（Next⇨27ページ）

section 1

論文の
読み方

論文は風呂で読むべし、試してみなはれ！

　私は、「論文は風呂で読むのがイチバン！」と本心から思っております。コツを伝授いたしましょう。英語の論文を読みたくても、「集中できない」「時間がない」という方に超おすすめです。騙されたと思って試してみてください。騙されただけで終わる方もいるかもしれません。仕方ありません、お許しください。

　技術的な説明をします。

　何よりも必要なものは風呂のフタです。浴槽に渡しているフタをずらして人ひとり入れる隙間を確保します。フタにタオルを敷けば読書台の完成です。隙間から足を入れ上半身を出し、風呂のフタに両腕を置いて読みましょう。

　お湯で皮膚が温められると、温められた血液が身体じゅうをめぐって全

身が温まります。これは、手足だけの部分浴でも同じです。首まで浸かってしまうと苦しくなり、長湯に耐えられなくなります。浴槽のお湯に沈んだ部分には、水圧がかかります。みぞおちまで浴槽につかる半身浴の場合、下肢の静脈から心臓へ戻る血液の量が増え、心臓からの血液量が増えます。首まですっぽり浴槽につかる全身浴では、腹部が水圧に押されて横隔膜が持ち上がり、心臓を圧迫しがちです。これが半身浴か、それより少し多めの湯量をお薦めする理由です。

　また熱すぎる湯温もダメです。42℃以上のお湯では、交感神経を刺激して心拍数が増え、血圧が上昇します。一方で、37～39℃のぬるいお湯に、ゆっくり入っていると副交感神経が刺激されて精神の緊張がほぐれます。

　お気に入りの入浴剤を使えば、さらに効果はアップします！ 私の場合、「登別カルルス」がベストだとお伝えしておきましょう。乳白色の湯から澄みきった大自然の香りが漂います。

　これらの準備が整ったところで、やおら論文を読み始めることにします。読むべき論文は紙に印刷したものを持ち込みます。パソコンやタブレットでPDF化した論文を読む方も多いと思いますが、うっかり湯船の中に取り落とす危険があります。タブレット端末を風呂場で使うための防水ケースがありますが、水気を完全に防ぐことができるのか自信がありません。私は紙派です。入浴後に湿気を吸ってベロベロになった論文はごみ箱にサヨナラします。風呂の中で論文を読むと妙に頭によく入ります。調子が良い時には、声に出して音読します。風呂場は音の反射が良いので、英語の発音が良くなったような気持ちになり上機嫌です。

論文の構造を見てみましょう。多くの場合、Title・Authors・Abstract・Introduction・Methods・Results・Discussion・Conclusionの順に書かれています。最初から順番に読むのはおすすめしません。まず、Titleをじっくり読みます。著者の意図が凝縮されているからです。次はAbstractではありません。もちろん、Abstractは簡潔かつ端的に論文全体を要約しています。しかし、おすすめは、Introductionの最後の段落を最初に読むことです。Introductionは、研究の背景、仮説、解決したい問題について詳述する部分で、読者を論文に惹きつけるための部分です。

　次に、Discussionの第1段落を読みます。この部分には、著者が一番訴えたい内容が凝縮して書かれていることが通常です。Abstractよりもポイントを絞った情報が凝縮されています。ここまで読んで、面白そうだなと思えば最初から通読します。興味が湧かなければここで作業は中止です。眼を閉じて瞑想しながらリラックスすることに専念しましょう。面白くない論文で貴重な入浴タイムを浪費するのは人生のロスです。興味ある論文を熟読しながら、ゆっくり入浴した後にはベッドで熟睡です。おやすみなさい。

人間は妙に風呂好きで毎日のように入るのが不思議だニャ。猫さまは、身体を舐め清めているので、風呂なしでも清潔なのニャ。それにしても飼い主が風呂場で妙な英語を大声で朗読するのは迷惑だニャ〜。

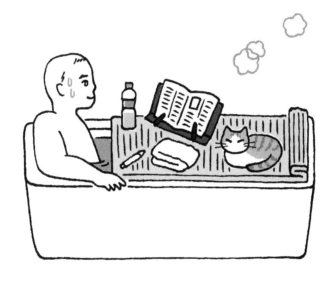

論文をトイレで読んでみた、
失敗した！

　「論文は風呂で読むべし、試してみなはれ！」と紹介しましたが、「俺は
トイレで本を読む」「私はトイレでマンガを読むのが至福の時間」「風呂よ
りトイレでしょ！」などの声もあるでしょう。私の感想は、「えっ？　トイ
レ？」です。私は、人生でのトイレ滞在時間のすべてを排泄作業のみに集
中してきたからです。

　風呂とトイレは全く別物のようで似ている面もあります。両方とも個人
の衛生活動を行う場所です。風呂とトイレが同じ空間に一緒に配置されて
いる場合もあります。英語圏の家では、トイレは通常は浴室に含まれるの
で、トイレに関しても「bathroom」（バスルーム）といいます。個人的に
は、便器が見える空間で入浴するのは苦手です。二人以上で生活する場合
には、一方がお風呂に入っている間は、トイレも使用することができませ
ん。私には、耐えられません。
　しかし、同じ「bathroom」ですから、風呂で論文を読むことができるの

であれば、トイレでも可能かもしれません。百聞は一見に如かず、ともいいます。

　挑戦です。論文をトイレで読むぞ！

　論文の選択も大切です。敬意を表してNEJM誌から「PARTNER　3試験」を選んでみました。これは、低手術リスクの大動脈弁狭窄症の治療で、経カテーテル的な大動脈弁置換術が、従来の外科的手術よりも術後1年時の死亡・脳卒中・再入院によって定義されるエンドポイントに優れることを示した研究です。

　2019年3月に開催された、ACC（米国心臓病学会）2019という大規模な国際学会のLate-breaking Sessionで公表されました。発表直後に大会場が聴衆総立ちの拍手喝采となったものです。すぐに情報やコメントがネット上にあふれ、発表スライドも公開されています。

　そのため、試験デザインや結果の概要についてはすでに把握しています。しかし、詳細な内容を理解するには論文を読む必要があります。論文のDiscussionの部分で、どのような論点が挙げられているのかに興味がありました。

　読むべき論文を紙に印刷したものを手にして、トイレに入ります。職場ではなく自宅のトイレです。一般的にトイレに長居すると家族に怒られると思います。皆に緊急の必要性がないことを確認のうえで、籠城に入りました。さあ、読むぞ！　えっへん！　手にした英文に目を通していきます。

　「だめだ！」

全く読めません。苦労して文字を追っても頭に入りません。そのうえ、肝心の作業である用足しもできないのです。最悪です。すべてが快調な風呂とは大違いです。下品な話をします。人間の生理的現象である、排便・排尿は快感をともなうものです。不要な老廃物を身体から出してスッキリすれば、論文の情報はサクサクと頭に入ると期待していました。期待は裏切られました。出るモノもなく、入るモノもありません。

　排尿や排便の状況は身体のバランスや体調等への影響が極めて大きな事柄です。何日も排便がなく不快な状態では、「おいしく食事をいただく」というわけにはいきません。排尿や排便は、生命活動を健康に維持していくために重要な神聖な行為なのです。そこで、論文を読む、などの邪念を持ち込むことはトイレの神様は許さないのでしょう。神の怒りにふれ天罰がくだされては大変です。

　悪あがきせずに作戦終了です。トイレ本来の目的に集中し、一定の結果を得て撤収しました。運気？を吸った論文はゴミ箱にサヨナラしました。NEJMの神様（紙様？）、お許しください。この失敗の原因を考えてみました。大動脈弁に関する論文を、排便作業をしながら読むという戦略に無理があったのかもしれません。ベンベン！

　論文を堪能するのは、やっぱり風呂ですね。

トイレで論文を読むなんて絶対に無理だニャ。それより、レオが一番苦手なことは、風呂に入ることだニャ。

 年に1回の猫シャンプーを使ってのレオの入浴は、飼い主の全身に引っかき傷ができます。こら、逃げるなレオ！

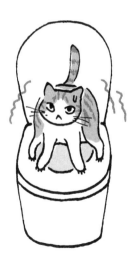

多読、精読、速読、
そしてドクドク

　多くの人にとって、英語の論文を読まねばならなくなった最初の時期は苦しいものです。

　私には、その苦しみは医師になって2年目に浜松労災病院で訪れました。卒後に大学病院での1年間の初期研修を経て赴任となりました。その病院の循環器内科部長は、英語論文が大好きでした。月曜・火曜・木曜・金曜と週4回、朝8時から抄読会が開催されていました。各担当者が選んだ英語論文を紹介するのです。

　要点のみではなく、最初から最後まで全文を完全に翻訳するのがルールでした。部長や先輩医師は、論文に目を通しながら、その場で訳していました。

　自分にはとても無理でしたので、事前にレポート用紙に日本語の全訳を書いて準備し、それを読みながら説明していました。

入職した時には自分は一番の若造なので、少なくとも週に１度は当番が
まわってきます。この病院に派遣された不幸を嘆いたものです。数年だけ
上級の先輩たちも参加していますが、誰も愚痴を言わないことは驚きでし
た。自分１人だけが脱落することはできません。歯を食いしばって参加し
続けました。参加したくないから参加しないという選択肢のない時代です。
不思議なことに、半年過ぎた頃から全訳の下書きは不要になりました。前
もって２回か３回ほど通読するという準備だけで抄読会での役割を果たせ
るようになったのです。今も英語の論文を読むことに関して壁を意識しな
いのは、このトレーニングのお陰です。

　英語の論文を読むのは、どの人にとっても最初は苦しく時間がかかる作
業です。

　この苦労が嫌で、英語論文は読まない、そして読まないから読めないと
いう経過をたどる人もいるでしょう。脱出が難しい悪循環です。その気持
ちは理解できます。しかし、英語の論文を読む力は訓練でつきます。１つ
の文章を繰り返して読みこなす精読も大切ですが、量を読みこむ多読も必
要です。意図的に努力すれば、必ずスピードアップします。その訓練の過
程においては強制されることも必要なのでしょう。当時の指導は、とても
厳しいもので準備ができてないからキャンセルなどとはとても言えない雰
囲気でした。そういった厳しさと、そういった厳しさが容認された時代に
感謝です。

　精読のメリットは、英語に対して深い知識が得られることです。多読で
はとにかく数多くの英文に触れることが肝要です。文全体の内容を把握す

ることに焦点をしぼり、英語に慣れる感覚をみがきます。スムースに全体の流れを掴むことは速読する能力の向上に繋がります。

　論文で使用される英語は、複数の節から構成される複文であることが通常です。どこまでが１つの節なのか、節と節の関係はどうなっているのかを把握することは、文意を正しく捉えるためのコツです。節と節の関係を表す接続詞にも注意をはらいましょう。意味を理解しにくい時には、その文章の主語と、その主語に対応する動詞である述語を探すことが鍵です。比喩的な表現も少ない論文の英語は、文法的に例外が少なく読解は楽なはずです。

　偉そうなことを書いてしまいましたが、英語の論文を読むことが大好きと誤解されては困ります。苦にはならないという程度です。英語よりも、日本語の本を読むことが大好きです。

　多読、精読、速読…濫読、愛読、一読、購読、誤読、査読、熟読、素読、代読、通読、拝読、必読、未読、黙読、朗読…読むことに関する言葉は数えられないほど沢山あります。読書の楽しさは、だれにも邪魔されずにゆったりと時間を過ごせることです。本を読むことでその物語に入り込むことができます。

　読書は楽しむだけではなく、勉強にもなります。ストーリーに感情移入する人もいます。他人の人生を知り、自分の人生に取り入れることもできます。自分の人生は一回だけですが、読書を通じて何人分もの人生を愉しむことができます。

　ドーパミンは人間を支配する快楽物質で、脳内麻薬とも呼ばれることは

ご存じでしょう。傍らに鎮座する猫を撫でながら読書することは至福の時間です。その時の自分の脳は、ドーパミン「ドクドク」です。

 レオは英語論文を読む必要がニャイから幸せだニャ。人間は色々の言語があるから大変だニャ。実は猫語は万国共通なのニャ。

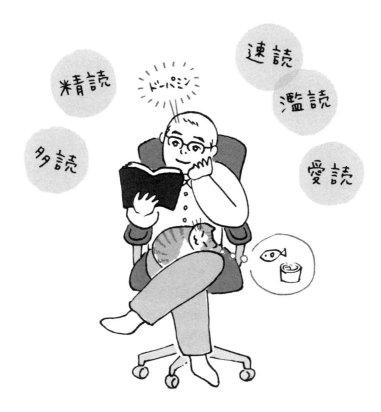

祝福だ！　Congratulations！
高齢者を国の宝とするために

　日本で行われた素晴らしい臨床研究であるELDERCARE-AF試験の結果を紹介しましょう。素晴らしいことにNEJM誌に掲載された研究です（Okumura K, et al. N Engl J Med. 2020; 383: 1735-1745）。

　心房細動があるとはいえ、通常用量の抗凝固療法がためらわれるような、出血リスクが高い80歳以上の高齢日本人を対象とした試験です。低用量NOACによる抗凝固療法が、大出血を増やすことなく脳卒中／全身性塞栓症を抑制することを示しました。

　この研究の参加者の平均年齢は86.6歳で、過半数の54.6%が85歳超えでした。このような高齢者は、ランダム化比較研究の除外基準に該当するのが常でした。高齢者に適応可能なエビデンスが存在しない中で、現場の医師は高齢の心房細動患者への対応を迫られています。脳卒中の減少と出血増加のバランスにおいて、試験の結果を慎重に解釈する必要がありますが、高齢者を対象としたエビデンスが登場したことは高く評価されます。

国連の世界保健機関（WHO）では、65歳以上の人のことを高齢者と定義しています。65〜74歳までの人（のこと）を前期高齢者、75歳以上の人（のこと）を後期高齢者と呼びます。

　日本社会は、高齢化において世界のトップランナーです。65歳以上の高齢者が全人口に占める割合である高齢化率が、7％を超えると「高齢化社会」、14％を超えると「高齢社会」、21％を超えると「超高齢社会」とされます。

　日本は1970年に高齢化社会、1994年に高齢社会、2007年に超高齢社会へと突入しました。高齢化社会から高齢社会となるまでの期間は、ドイツは42年、フランスは114年を要したのに対し、日本はわずか24年で到達しています。今後も高齢化率は上昇し、2025年には約30％、2060年には約40％に達すると予測されます。

　ある日の私の外来診察室の風景です。患者さんに声がけします。

　「昨日、誕生日だったんですね。おめでとうございます！」

　電子カルテの年齢欄に、87歳０ヵ月と表示された女性患者さんに誕生祝いの声がけをしたのです。電子カルテは、誕生日を迎えたばかりの方や、間もなく誕生日の方が簡単にわかるので便利です。

　「87歳にもなって、めでたくなんかないですよ。これ以上、年はとりたくない」

患者さんは、一見ネガティブな返答をしますが満面の笑みです。

「今日まで長生きできてよかったね。年をとることは素晴らしいこと
　ですね。おめでとう」

外来では、誕生日の患者さんに必ず祝意を伝えることにしています。

　誕生日を祝福する意味はなんでしょうか。その意味は、その方の存在を
肯定することにあります。子供の誕生日に成長を祝うこととは、少し意味
合いが違います。自己の存在を肯定されることは、人間にとって最も満足
度の高いことで、その節目が誕生日です。

　高齢人口が急速に増加する中で、医療、福祉などをどのように運用して
いくかは喫緊の課題です。逃げることなく正確に現状を把握し、次の方策
を練ることは大切です。その議論の過程で、負の側面を捉えて嘆いていて
もはじまりません。歴史上に類を見ない超高齢化社会の日本を世界が注目
しています。対応に過ちがあれば同じ轍を踏むことがないようにするため
です。
　今、必要なのは高齢者の存在を肯定する前向き思考です。高齢者を国の
宝として活用するのです。その具体的成功例が、このELDERCARE-AF試
験ではないでしょうか。高齢者医療のエビデンスを創出し、世界に向けて
発信していくことは、高齢化社会のトップランナーである日本であるから
こそ可能であり、むしろ責務です。

あらためて、ELDERCARE-AF試験に関与された研究者の皆様に敬意を表し、祝福させていただきます。

Congratulations!

 猫は人間に比べると、格段に早く成長するんだニャ。生後１年を過ぎたら、もう立派なおとな、つまり成猫ニャ。人間の年齢に換算すると、生後１年で18歳、２年で24歳、その後は猫の１年は人間の約４年分ずつになるのニャ。けど、何歳になっても猫は無邪気で甘えん坊でいいんだニャ。

 最近は20年以上生きる長寿猫もめずらしくないといいます。責任をもってしっかりお世話しますので、安心して長生きしてくれ、レオ！

寅さん映画で
外国語ペラペラ

日本語を上手に操る外国人が増えています。

日本で生まれ育った訳ではなく、成人して来日してから勉強して「ペラペラ」になった人たちです。私の友人にも、イタリア系外国人でまさに独学で習得した人がいます。

その日本語学習法は何か?

何と、寅さんの映画を繰り返し繰り返し観ることで日本語に磨きをかけたのです。

そうです。「男はつらいよ」です。渥美清が演ずる主人公の「フーテンの寅」こと車寅次郎は、テキ屋稼業を生業とします。故郷の柴又に突然に戻ってきては、大騒動を起こす人情喜劇です。旅先で出会ったマドンナに惚れつつも毎回必ず成就しないのです。日本各地の美しい風景が、寅さんの

恋愛模様の背景として描き出されます。私は、全48作を観ており、すべての回のマドンナとあらすじ語ることができるほどの寅さんマニアです。

　惚れっぽいキャラクターの寅さんは、イタリア人の心を強く惹きつけるようで、映画を観るというよりも、感情移入しながら主人公になった気持ちで楽しむそうです。彼は、全48作の中でも一番の名作といわれる第15作目の「男はつらいよ・寅次郎相合い傘」を100回以上繰り返し観たそうです。自分も渥美清ファンで寅さん大好きです。浅丘ルリ子演じるリリーがマドンナ役のこの作品なら100回観る価値があることに同意します。皆さんも一度どうぞ！ 寅さんで日本語を学ぶと、少し気品に欠けるきらいがありますが、活き活きとした日常会話を操る術が身につくようです。ここで大切なのは、全48作それぞれを２回ずつ観るのではなく、ただただ１本を100回観ることです。

　「20本の英語論文を１回読む」、「１本の英語論文を20回読む」、この違いは何でしょうか？ テニスや野球でも、ラケットやバットでの素振りを行います。５回や10回では身につきません。100回、1,000回、10,000回と繰り返すことで、身体が覚え確実に球を打ち返すことができるようになります。同じように、１本の代表的な論文を何度も繰り返し読むことで、論文の構成や内容が身につきます。

　まずは自分の専門分野で、必ず引用される歴史的にも価値のある論文を１本選びましょう。JAMA（Journal of the American Medical Association）やNEJM（New England Journal of Medicine）から選ぶのが良いでしょう。なぜなら、これらの雑誌の論文は、ポッドキャストとして論文の読み上げ音

声や、論文筆者へのインタビューファイルなど、充実したコンテンツがあるからです。

　ポッドキャストはインターネットで音声を無料で聴くことができる便利なツールです。時間に余裕がある時には、論文を確認しながらヒアリングのトレーニングができます。そして論文を読んでからシャドーイングをしてみます。シャドーイングしてみると、解読のスピードアップに繋がります。再生速度を×２や×１／２に変更できたり、ボタン１つで「30秒戻る」ことができたりするのも素晴らしいです。そのうえ無料、タダなんです。また、寝落ちする前に聞き流すことも有効です。私は床に入って聴くと速やかに入眠できます。眠剤処方を望む患者さんの気持ちが理解できないほどの入眠効果です。

　１本の論文を、そらんじるほど読み、そして聴くことは本当に勉強になります。騙されたと思って一度試してみてください。きっと役に立ちます。

　「男はつらいよ」の魅力は、渥美清の話芸にもあります。香具師（やし）の口上です。少し品に欠けますが、テンポのよさに思わず聞きほれます。

　わたくし、生まれも育ちも葛飾柴又です、帝釈天でうぶ湯をつかい、姓は車、名は寅次郎、人呼んで、フーテンの寅と、発します。

　結構毛だらけ猫灰だらけ、お尻の回りは糞だらけ。こりゃちょっと汚いか。たいしたもんだよ蛙の小便、見上げたもんだよ屋根屋の褌。みんな汚いな。ヤケのヤンパチ日焼けのナスビ、色は黒くて喰いつきたいが、あたしゃ入れ歯で歯がたたないよ。

なんと失礼な！ レオ様はいつも肛門周りを舐め清めているから、お尻の回りはピカピカなのニャ！ 何者にも束縛されない寅さんの生きざまは猫に似ているニャ～

そうか！ 寅はネコ科だから当然なのかニャ。

🎥 お薦め映画 その1

レナードの朝（原題AWAKENINGS）

監督：ペニー・マーシャル
主演：ロバート・デ・ニーロ、ロビン・ウィリアムズ

　半昏睡状態のレナードが、勇気ある新任医師セイヤーの試みで30年ぶりに眠りから目覚める感動のドラマです。

　Ｌ-ドーパはパーキンソン病の治療薬として有名ですが、この薬にはこんなエピソードがあったのです。実話ですが、実話だということが今ひとつ信じられないくらいドラマチックな物語です。ロバート・デ・ニーロが心は幼児のままの昏睡患者を熱演します。病状に一致した動作や表情、病気再発による全身痙攣などのリアルな演技は医者からみても完璧です。

（Next⇨72ページ）

猫と語り・猫に学び・猫とたわむれる

猫、ねこ、ネコ、Cat（キャット：英語）、Chat（シャ：フランス語）、Katze（カッツェ：ドイツ語）、Gatto（ガット：イタリア語）、Gato（ガート：スペイン語）、Feles（フェーレース：ラテン語）…

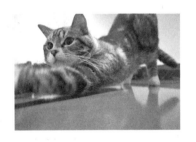

世界中で猫は愛されています。「喜歓猫」という中国語を訳すと「猫が好き」となります。中国語でもネコは猫です。今回は、徹底的に猫について語りたいと思います。

猫さまが主役として取り上げられた有名な論文をご存じでしょうか。数ある医学雑誌の中でも権威あるNEJM誌に掲載された猫「オスカー」です（Dosa DM. NEJM. 2007;357:328-329）。

論文というよりも医療エッセイと言ったほうが適切かもしれません。「猫オスカーの１日（A Day in the Life of Oscar the Cat）」というタイトルです。読みやすい英語ですから、一読してみてはいかがでしょうか。一部分を抜粋してみます。

「Slowly, he stretches first backward and then forward.」

…オスカーが、ゆっくりと後方に前方にとストレッチする姿を描写しています。昼寝から目覚めたばかりの猫が、ストレッチした際に身体が微妙に震えているのだろうな、といった記載されていない猫特有の動きまで眼の前に浮かび上がってきます。

オスカーは、老人介護ケア病棟の住人として暮らしています。子猫の時期から、居住者の死亡を予測できるという不思議な能力を持っていました。オスカーは、施設の受け持ちフロアを回診します。診察技法は、触診や聴診ではありません。ベッドに飛び乗り、「くんくん」嗅ぐのです。嗅診です。休診ではありません。嗅診するオスカーに休診日はありません。

嗅診の結果、大丈夫と診断すれば病室から静かに立ち去ります。死が差し迫っていると診断した場合は、体を丸めて患者に寄り添うのです。オスカーが丸くなったところの患者は、数時間以内に死亡したといいます。オスカーが寄り添うのであれば、死期が迫った可能性があるとして、家族に連絡することが規則となったそうです。孤独死を防ぐ役割も果たしているオスカーは、不吉な猫ではありません。患者本人だけでなく、家族やスタッフの心に潤いを与える猫としてつづられています。死を迎える方の傍らに静かに寄り添う猫の姿は凛々しいです。

世の中は、「ペットブーム」に拍車がかかっているようです。我が家にも、ご多聞にもれず猫がいます。保健所から譲り受けた元・保護猫です。名前はレオ。虎やライオンなどを含むネコ科の動物に君臨する王者の風格が漂う名前です。雑種のドラ猫であることは、すぐに見抜かれますが、飼い主である私にとっては、血統は問題ではありません。レオがいてくれることが大事なのです。レオがいることにより、何気ない生活の中にも会話が自然に生まれ、人と人の間に割って入り、コミュニケーションや人間関係の潤滑剤になってくれるのです。一人で悩んでいる時も、いつの間にか猫を撫でながら独り言を言っていたりします。猫とソファの上でくつろぐと、とても暖かくて心地よいまどろみを覚えます。

　猫が素晴らしい役割を果たしてくれるのはなぜでしょうか。過去に何が起こったかは猫にとって、さほど重要なことではない、ということです。レオは、保健所の檻のなかで生命の危機が迫っていた時間を忘れて、今は我が家での生活に集中しています。猫が、人間よりも現在という瞬間を楽しむ存在であり、それが生きものの課題であると理解しているからです。猫は、死を恐れていないように思われます。死は肉体の苦痛から解放され、死は新しい生への移行であると知っているのです。猫は、なぜ猫という身体を選んで生まれてきたのか、なぜ今の飼い主と一緒に暮らすことを選んだのか、前世はどうだったのかすべてを受容しています。後悔せず、今を生きるのです。猫は、人間よりはるかに輪廻転生という悟りの境地にいます。さすが猫さまです。入門します、弟子にしてください！

エッヘン！　猫は生まれつきの哲学者なのニャ。人間は先のことまで心配しすぎに見えるニャ、もっと今を楽しめば！

特別付録「猫との遊び方」

　私が大好きな猫との遊び方をお伝えします。香箱座りしている猫の背中の毛を引っ張ってみてください。肩甲骨付近で、背骨の真上あたりの、跳ねた毛を一本だけ引っ張るのがコツです。たくさんの毛束を引っ張っても何も起きません。眼を閉じて眠らんとするタイミングで不意打ちをかけてください。猫がビックリして、背中全体が「ザワザワ」とザワめくように動く様は一見の価値があります。騙されたと思って、たわむれてみてください。猫ライフの充実をお約束します。

問わず語り

猫さまを
診察してみよう!

本書の読者は医師、あるいは医療関係者であり、かつ猫好きと推察します。残念ながら、猫も人も生き物ですから、病気やケガを避けることはできません。猫のバイタルサインをチェックする習慣があれば、体調不良や病気に気づきやすくなります。

そうです。猫を診察してみましょう。猫に尽くしながら、猫との触れ合いを増やすことができます。

診察の基本はバイタルサインのチェックです。バイタルサインは文字通り、生命（vital）の兆候（sign）です。生命活動における重要な指標となります。医療の現場においては「バイタル」と略されることもあります。

主に「呼吸」「体温」「血圧」「脈拍」の4項目を基本とすることはご存じでしょう。では、この4項目を測定してみましょう。バイタルチェックは、猫がリラックスしている時に行うようにしましょう。興奮状態だと数値が高く出ます。

呼吸数は、バイタルの中で、一番簡単に測定できる項目です。猫が安静にしている時に、腹部の動きを観察します。太った恰幅の良い猫では、お腹の動きでは判りにくいこともあります。その場合には、非常に楽しい裏技があります。

寝ている猫の鼻先にティッシュペーパーの切れ端を垂らすのです。猫が、息を吐き出すたびにティッシュが揺れます。そのティッシュが揺れた数を呼吸数としてカウントします。診察を越えて、もはや戯れるかのように楽しい時間です。ティッシュが鼻先にあたると猫が嫌がる様子もまた一興です。

呼吸数でも、心拍数でもそうですが、15秒間観察し、4倍することで1分あたりの数を算出します。医学

部で医学生に教える診察法も、15秒間観察し、4倍すると指導しています。この指導に従って診察する限りは心拍数は4の倍数になるはずです。医師国家試験の臨床問題をみてください。見事に4の倍数が並んでいます。

猫の呼吸数の基準値は、1分あたり20〜30回です。何より正常がはっきりしませんので、正常値ではなく基準値と称するのが正しいそうです。

次は心拍数の測定です。聴診器があればより正確ですが、なくても心臓に指を当てることで測定することができます。

猫の心臓はどのあたりに位置するか、ご存じですか。左前足の肘を脇腹にくっつけたあたりです。その部位に指先を当てるとわずかな心拍数を感じ取ることができると思います。それをカウントします。

皆さんも聴診器を持っていると思いますので、その方がより正確で簡単です。ただし猫がゴロゴロのどを鳴らしているときは、振動で微妙な心拍がかき消されてしまいます。そ

の場合には、うっとりしてゴロゴロ音に聞き入りましょう。

もちろん、患者診察に使う聴診器と、ペットの猫用の聴診器は兼用しないでくださいね。老婆心ながら警告しておきます。

ちなみに、猫の心拍数の基準値は、1分あたり120〜220回です。人間よりも頻脈です。

猫の体温は、通常の体温計でも測定できますが、先端が柔らかくなっている動物用がお薦めです。カバーをつけることで清潔に測定することができます。体温はお尻に体温計を入れて測る方法と、耳から測定する方法があります。

測定方法は、前者の場合お尻に入れるだけですが、猫はこれを結構嫌がります。誰かに押さえてもらう必要があります。体温計がウンチに触れるなど、直腸と接触しないと、実際の数値より低くでます。後者の場合は、鼓膜からの赤外線を感知し体温を測定します。

猫の体温測定で一番のお薦めは、もっと原始的な手技です。それは、

猫を抱っこすることです。高体温であれば、いつもより火照っている感じがします。低体温であれば、温かさを感じません。平素から、猫と触れ合っていれば自然と伝わってきます。

猫の体温の基準値は、37.5〜39.2℃と人間よりも高めです。これが冬場に布団に入ってきてくれると嬉しい理由です。

猫の身体について知るための楽しい本があります。佐々木文彦著、学窓社刊、「楽しい解剖学　猫の体は不思議がいっぱい！」（ISBN:978-4-87362-715-1）です。イラストとわかりやすい表現で、猫の身体の秘密を明瞭に解説してくれます。獣医師や学生向けではなく、猫好きな人が楽しめる一冊になっています。何とビックリですが、「耳介の動きのしくみがわかる型紙付き」というところからも、マニアックな内容が予想できると思います。

お薦めの一冊です。

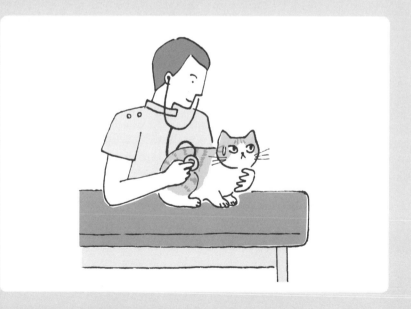

論文の
書き方

人も論文も見た目が9割

　皆さん、「人は見た目が9割（竹内一郎，新潮社）」という書籍を見かけたことがあるのではないでしょうか。読んでみたくなるタイトルです。

　私は、このようなキャッチーな表現に弱いので、すぐに購入して読みました。読後感想は、私には役に立つ部分がないという事実でした。容姿に恵まれない者には無用の書籍であることに気づいたのは読後のことでした。まさに「書籍はタイトルが9割」です。タイトルにやられました。

　社会学的実験から、恋愛では「イケメン」や「美女」であることが有利に働くことは間違いのない事実のようです。悔しい気がしますが、そのような場を何度も経験しました。「人は見た目が100パーセント」というネーミングのテレビドラマもありました。
　ところで、イケメンや美女は「性格が悪い」と言う人がいます。そういう事例もあるでしょうが、多くはそうではないように感じています。容姿

に恵まれた者は、友人や仲間が多く、社会的不安が少なく、性格も良いといわれます。

　神様は不公平で、「天は二物を与える」場合が多いのです。「多芸多才」で「才色兼備」、そのうえ「博学多才」で「文武両道」といった、「天は二物を与えず」という言葉の反対を、不条理なまでに凝縮した人物も存在するのが世の中です。

　医学論文においても、この不公平な法則は当てはまります。見た目が優れた論文は、内容も優れている場合が多いです。ここでの見た目とは、「図（グラフ）」や「表」です。論文においては、display items（表示物）と総括されます。
　図表は強力なコミュニケーション・ツールです。クリアで説得力のある図表は、読者の興味を引き付けます。工夫されたグラフは、複雑で大量の情報を効果的に理解させます。査読者や編集者は評価すべき論文全部を読み始める前に図表に目を通すことが多いとされます。
　立派なデータでも、文章や数値だけでは主張が伝わりません。この出来次第で、論文の持つ説得力は大きく変わります。一目でわかる明快な図表の存在は、査読者や編集者の判断にも影響を与えます。

　display itemsは、レイアウトがすっきりとしていて、フォントも読みやすいことが大切です。グラフにおいては、縦軸・横軸の名前や単位をわかりやすくすることが基本です。論文全体を参照しなくても、その図表を見るだけで理解できるくらい独立していることが望まれます。その重要性はどんなに強調しても強調しきれないほどです。逆に優れた内容の研究であ

っても、粗末な図表では論文の有効性を損なうことになります。

　イケメン、美人などといった見た目だけで、性格も素晴らしいに違いない、仕事ができるに違いない、将来も有望だろう、と無意識のうちにポジティブに評価してしまうのが人間です。これを、ハロー効果（halo effect）といいます。

　仏像の背中には、太陽の光を模した円形の飾り（光背）がついています。これが「ハロー」です。その人の本質ではなく後ろから輝いて見せている光、つまり他の目立つ特徴によって全体を評価してしまう、という人間の社会心理学的現象がハロー効果なのです。

　これは、心理学者のエドワード・ソーンダイクによって名づけられたもので、対象物に対して後光を感じ取ると、対象の印象を歪めてしまう現象を指します。説得力があり読者の興味を引き付けるクリアな図表をもつ論文は、信頼できて素晴らしい内容に違いないと期待するのが人間です。

　皆さんが論文を執筆・投稿する際には、ハロー効果を味方にすれば「ナミ・カゼ」が立たずスムースに採択されることでしょう。この一文が「波浪（ハロー）注意報」として皆の役に立てばと願っております。おあとがよろしいようで、チャンチャン！

「猫も見た目が９割」だニャ。レオも保護猫出身で、保健所の檻の中で震えていたんだニャ。人間以上に保健所の猫たちの運命を決めるのは見た目が10割だニャ。
レオは、「イケメン」ではなかったかもしれないけど不思議な出会いで、居場所を見つけたのニャ。今は最高に幸せだニャ〜。

論文査読と猫は金にならない？

　シンプルでクリーンな居住空間の確保を目指し、妻から断捨離を指示されました。

　私は猫にとっての下僕でありますが、妻からも使用人扱いを頂戴しております。自室の掃除を命じられました。服従以外の選択肢はありません。

　氾濫している書架から、処分可能な本を選び出していると、古い医学雑誌に挟まれた航空郵便の封筒を発見しました。私が、卒後5年目に初めてチャレンジした英語投稿論文の原稿と査読結果が納められたものでした。25年以上の時間を経た書類です。再読しました。掲載拒否も当然の、ひどい論文です。査読していただいただけでも感謝すべき内容です。現在はインターネット上のシステムで処理されますが、当時は国際郵便での紙媒体によるやり取りでした。時代を感じさせます。

専門誌に投稿された論文は、同じ分野の専門家である査読者の評価を受けます。その評価内容によって掲載または不掲載が決定されます。採否の決定だけでなく、問題点を指摘され、修正が求められる場合もあります。投稿から即採択ということは皆無に近く、修正後の再投稿を求められれば、祝杯を挙げるべき上出来というのが正直なところです。

　最終的な採否の決定は編集長の役割ですが、査読者の意見に基づいて判断がなされます。このような査読の過程を、peer reviewと呼びます。直訳すれば、「仲間による査読」です。このpeerという英単語を直訳すると「仲間」ですが、年齢・地位・能力などが同等の同僚・同輩を意味する言葉です。
　科学雑誌の編集は、同僚である査読者からの有益な助言によって、論文の完成度を高める相互的な活動といえます。査読の作業は多大なエネルギーと時間を要しますが、無報酬です。研究者皆で学術分野のレベルを向上させようという尊い活動なのです。

　報酬は、ないよりもあるほうが良いという単純なものではありません。労働には報酬が必要不可欠で、報酬額につれて仕事へのモチベーションも上がると思うかもしれません。資本主義社会の経済では、報酬の多くは賃金、つまりお金ですが、お金そのものが仕事の本来の純粋な動機を弱めてしまうことも知られています。無報酬で仕事をすることは、純粋な内発的動機づけが必要となります。この内発的に行動した結果のもたらす満足感は非常に大きいとされます。無報酬ゆえに、達成感があるのです。

無報酬だからといって見返りがないわけではありません。報酬は、金銭的報酬と非金銭的報酬に大別されます。金銭的報酬は月給や賞与に代表されるものです。非金銭的報酬は社会や仲間からの承認、新規プロジェクトに挑戦する権限や裁量の付与なども含まれます。論文査読は無報酬ですが、そこから多くを学ぶチャンスでもあります。報酬制度では、金銭的報酬だけでなく、承認や成長機会といった非金銭的報酬を公平かつ有効に配分することが大切です。

　金銭的な見返りのない作業の頂点に位置するのは「猫を飼うこと」でしょう。

　家の壁紙や家具は爪とぎによってボロボロ、キャットフードやトイレの猫砂の費用もバカになりません。洋服には確実に毛がつきまくります。掃除の手間も増えます。一方、非金銭的な見返りは素晴らしいものがあります。飼い主の気持ちとしては、「猫を飼う」のではなく「猫さまにいていただいている」のです。

　猫がいることにより、何気ない生活の中にも会話が自然に生まれ、人と人の間に割って入り、コミュニケーションや人間関係の潤滑剤になってくれるのです。
　寒い寒い冬の夜に、布団に潜り込んできて身体の横に寄り添って眠ってくれることもあります。こちらが望む時には寄り添ってくれず、疲れて1人で熟睡したい時にやってくるという難点はありますが、とても暖かく心地よいものです。
　1人で悩んでいる時にも、いつの間にか猫を撫でながら独り言を言って

いたりします。猫とソファの上でくつろぐと、とても暖かくて心地よいまどろみを覚えます。論文査読の話が、いつの間にか猫自慢になってしまいました。お許しください。

猫は見返りを求めるんだニャ！
一緒に添い寝したらチュールを頂戴ニャ。

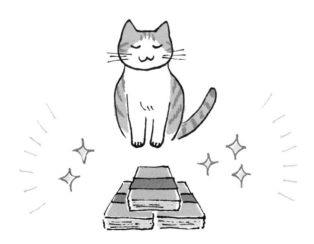

「論文」と「おしり」と「うんこ」と！

　「おしりたんてい（ポプラ社）」や「うんこドリル（文響社）」などを皆さん知っていますか？

　推理はキレキレ、見た目はおしり、口癖は「フーム、においますね」の「おしりたんてい」。勉強ドリルでありながら、「うんこ」という言葉をフル活用した「うんこドリル」。大人はあまり近づかない「おしり」や「うんこ」という言葉ですが、子どもたちにとっては口にするだけで楽しくなる魔法の言葉です。

　自分は少年の心を大切にしているためか、こういった言葉が今も大好きです。エッヘン！

　英語論文はもちろんのこと、日本語であったとしても文章を書き上げるという作業は大変な苦労を伴います。

文章を書くことは「うんこ」をすることに似ています。

　なかなか出ない時に「ウンウン」唸って頑張っても、良い結果は得られません。ところが、トイレに行くタイミングと腹具合がマッチした場合には、たちまちドッサリの大満足となります。お腹も気分もスッキリです。

　執筆作業も同様です。いったん気持ちが入って集中できると単語や文章が次々と浮かび上がってきて、一気に書き上げることができます。しかし、そのような境地に達することは滅多にありません。気乗りしない時でも、「ウンウン」唸って文章を書かねばならないのが大人のツライところです。

　読者の皆さんに、英語論文を書くコツを伝授しましょう。英語論文は短いもので2,000wordsほどです。大作で6,000〜7,000wordsでしょうか。すべてを一度に書き上げることは無理ですから、1つのパラグラフの執筆を毎日の目標にします。1パラグラフは、3〜4つの文章で構成され、計200〜300wordsほどです。パラグラフには明確な定義とルールがあることが、日本語の段落との相違です。定義は、「1つの主張を導くために用いられる、論理的に相互に関連のある複数の文の集まり」となります。

　パラグラフは次の3つから構成されます。

　①トピック・センテンス：このパラグラフで1番言いたい主題（トピック）を要約します。

　②サポーティング・センテンス：トピックで挙げたことの実例や根拠などで肉付けします。

　③コンクルーディング・センテンス：トピック・センテンスを言い換え、パラグラフ全体をまとめます。読み手に自分の主張を再度強調する場合が多いです。パラグラフの最初の文章と最後の文章を読めば、その間を読ま

なくても内容がわかるようにするのがコツです。

　英語は、「結論を先・説明は後」という思考パターンです。実例で考えてみましょう。

　購入した食品が腐っていて、食用に耐えられないものであったとします。購入した商店にいき、返金を求める場面です。

```
─ 日本人の展開順序 ──────────────
 購入した食品が腐っていた→ですから返金してほしい
```

この順番で店員に話すことでしょう。

```
─ 欧米人の展開順序 ──────────────
 この食品の代金を返金してくれ→なぜなら食品が腐っていたから
```

この順序で捲し立てるように説明することでしょう。まず「返金してくれ」という主張を先行させるのが欧米人です。

　日本人の場合には、「昨日美味しそうに見えたので、楽しみにして購入して、家に帰って調理しようとして、包丁で切ってみたら、変なニオイがして……腐っていた。延々と話した最後に、…というわけで返金してくれませんか、お願いします」となります。
　最後の最後まで何を主張したいのかが不明なのです。この奥ゆかしさは欧米人には伝わりません。

パラグラフの文頭で中核となる主張を述べましょう。論文全体を要約しようと思えば、全パラグラフの先頭行を集めれば良いということです。欧米人は、この前提で読むので、このルールに反した記述の順序では読み手も疲れ、嫌になるのです。

　「うんこ」で始めたコラムが、妙に真面目な展開になってしまいました。実は、この文章は締め切りが過ぎた中で、「ウンウン」苦しみながらの産物です。スッキリした読後感は伝わらないものと推察します。お許しください。

 レオも毎日うんこするのだニャ。下僕である飼い主がキレイにしてくれるのニャ。

 喜んで取り組ませていただきます。

論文のカバーレターと保護猫、
どちらも第一印象が大切

　苦労して英語の論文を書きあげても、権威あるジャーナルに投稿し採択されるまでには多くの試練が続きます。投稿するには、論文本体に加えて、カバーレターを準備する必要があります。カバーレターを強いて訳せば「添え状」です。初めての論文投稿であれば、発表論文の責任著者となる指導者が見本を書いてくれるかもしれません。いずれはカバーレターを書く立場になりますので、そのコツを知っていて損はありません。

　論文が電子投稿となった現在でも、しっかりした内容のカバーレターは極めて重要です。そのジャーナルに掲載する価値がある論文であることをアピールするための、Ａ４用紙１枚程度の文章です。記載すべき情報は、研究の概要だけでなく、論文が未発表であることや共著者が原稿の内容に同意していること、研究倫理の順守などです。

　投稿規定に指示されている情報が漏れなくカバーレターに書かれていると、著者が投稿規定をよく読み、時間をかけて投稿ファイル一式を準備したことが伝わり、印象が良くなります。カバーレターの宛名にジャーナル

の編集長の名前が書かれていれば、著者が細部にまで注意を払って作成したことをアピールできます。

カバーレターは、著者と編集者が対話を始める入り口で、第一印象が重要です。謙虚な日本人は、自分の論文を褒めることが苦手なようです。自己アピールが上手な海外の研究者と競争していくには、遠慮無用で自分の研究の新規性や重要性をためらわず述べることが肝要です。編集長が、論文を査読のプロセスに進めるかどうかの判断材料となります。

著者の知り合いで、このカバーレターで大失敗した人がいます。最初に投稿した雑誌で残念ながら不採用となり、より採択可能性の高いジャーナルに投稿先を変更しました。その際に、何としたことか最初にチャレンジしたジャーナルの編集長の名前を、変更後のジャーナル宛てのカバーレターに記載してしまったのです。

コピペ作業で起こりがちな間違いです。最悪です。論文は査読されることなく拒否されました。「ごめんね！」ですむことはなく、日本人が想像する以上の不備であったようで、責任著者が反省文を送付し矛を収めていただきました。

このように何事も最初の印象が大切です。我が家にいる猫「レオ」は保護猫出身で、保健所から譲渡していただいたのですが、最初の出会いがすべてでした。保健所から猫を譲り受けるには、皆さんが思っている以上のステップと手続きが必要です。紹介しましょう。

保健所で開催される、猫の譲渡講習会に家族全員で参加し、ペットを飼うことの意味と責任について学習することが必須です。将来のことを考えずに飼ったペットが、飼い主の身勝手な理由により手放されるケースが増えているからです。

飼いたいペットの種類や大きさ、生態、特性などが、飼い主の生活環境に適しているかも確認されます。家族に動物アレルギーの人はいないか、もし怪我や病気の治療が必要になった場合に、その負担を許容できるかなどチェックを受けます。さらに、実際に譲り受ける前に保健所の職員による自宅訪問調査があります。マンションなどの集合住宅であれば、規約上飼育可能か

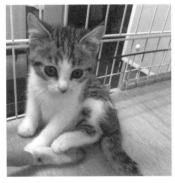

保健所で初対面時のレオ

どうかも厳密に確認されます。これらをクリアして初めて譲渡を前提として待機中の猫たちと対面の時を迎えます。

　我が家では先代猫が旅立ちの時を迎えたのです。ベッピンさんの雌猫であったのですが遠くに去ってしまったのです。その失意から回復し、2代目猫を希望するに至りました。保護猫から迎え入れたいと考えたのですが、当初の希望は雌猫が絶対条件でした。それも静かでおとなしい上品な雌猫を希望していました。

　保護猫たちがいる部屋で、最初に目が合ったのが雄猫の「レオ」でした。保健所の係員は、「この子はイタズラ好きで、ヤンチャな猫で大変ですよ」と忠告してくれました。しかし、会った瞬間に運命は決まったのです。譲渡を受けた後に実際にしっかり飼育しているかどうかの再調査もありました。

　こうして「レオ」は悪さし放題、食い放題、寝放題の快適ライフとともに我が家の一員となったのです。当初の論文の話が、保護猫の譲渡の紹介になり申し訳ありません。お許しください。

死は
人生の敗北か

　ある日の集中治療室でのベッドサイドの風景です。急性心筋梗塞で入院した患者さんの病状を家族に説明しています。人工呼吸器とIABPが作動しています。

　「懸命に治療していますが効果は芳しくありません。現在のところ見通しは大変きびしいと思います」

　「そうですか。父は高齢ですが、これまでに大病を患ったこともなく元気だったのですが…」

　患者さんの長女が答えます。

　この患者さんは88歳の男性で、前日までは家族とともに普通に自宅で生活をしていました。突然に激しい胸痛に襲われ、「胸が痛い」と家族に訴えた直後に意識を失ったのです。救急隊が到着した時点で心臓と呼吸は停止していました。

　救急隊員が懸命に胸骨圧迫をしながら病院に搬送しました。病院の急患室で蘇生処置が施行され、数々の薬剤や医療機器が用いられ、心拍はなんとか再開しました。心カテ室で緊急PCIを受け、IABPが挿入されました。そして集中治療室に入院となったのです。

　心拍は再開したとはいえ心臓の状態は悪く、仮に心臓が回復しても心臓が停止していた時間に脳の障害も進行していると考えられました。

　人工呼吸器などの機械や多くの点滴のチューブに繋がれた患者さんを見て、長男が言いました。

　「ひとつお願いがあります。父は以前から回復の見込みがない意識不明の状態になった時には無用な延命治療は受けたくないと言っていました。私には今がその場合にあてはまるのかはよくわかりません。ただ父の意向を汲んだ形で治療してください」

　「ご意向はよくわかりました」

私は答えました。

「ご臨終です」

その翌日に死亡宣告の時がおとずれました。人工呼吸器をはずしたり、治療薬を停止したりしたのではありません。できる限りの手を尽くしましたが薬石効なく死に至ったのです。

「力が及ばず申し訳ありませんでした。患者さんが倒れてから3日の間でしたが付き添いでの看病は患者さんにとって幸せだったと思います。本当にお疲れさまでした」

霊安室からの出棺にあたり、もう一度病気について説明すると同時に家族の労をねぎらいました。

その後、医局でこの患者さんの死についていろいろと考えました。この患者さんに死亡宣告がなされた瞬間には、喉から気管に管が挿入され人工呼吸器に繋がれていました。したがって息をひきとることは許されず、心電図モニター上での心拍の停止をもって死亡確認としました。

それは医学的には正しいのです。しかし、救急車もなく医学が発達していない時代であったならば、自宅で倒れたときをもって死亡とされていたことでしょう。呼吸器に繋がれたり点滴を何本も刺されたりすることもなかったはずです。

医療機関で高度医療を受けた後の死と、自宅で息をひきとる死。どちらが人間として幸せだったのでしょうか。

「進歩した医学を駆使しているようで、この患者さんに私がしたことは無用の苦しみを与えただけではないのか。いやいや、この患者さんは結果としては亡くなった、しかし、蘇生処置をせずに簡単に死亡確認を続けていると助かるべき患者さんも死なせてしまうのではないか…」

考えは尽きません。

将来、いかに医学が発達したとしても死が回避され永遠の命を人間が手に入れることはないでしょう。その意味では人は必ず一度は死ぬのです。死が人生の敗北であるのならば、すべての人間は負けて人生を終えることになります。

人生の敗北でなくとも、医療にとって死が敗北の結果であるのならば、すべての医療は最終的に敗北が約束された行為なのでしょうか？それは間違っているはずです。死は人生の総大成の瞬間であるべきなのです。

哲学者ソクラテスは次のように言いました。

「死は残された者にとっては、悲しく痛ましいできごとだが、もしかしたら、本人にとって死はあらゆる善きものの中で最高のものかも知れない」

死についての議論は結論を出せる問題ではないことは明らかです。ただ、医者は一人一人の受け持ち患者さんの死に際して、いろいろと考え悩んでいることを私は伝えたかったのです。

医療統計

真のエンドポイント
「生きる」とは何か？

　臨床研究では、治療の効果を判断する指標としてエンドポイントが設定されます。生存率が代表的で、死ぬことなく患者さんが生きていることをもって、治療効果があったと判断します。心筋梗塞の再開通療法では、責任血管の再開通成功率をエンドポイントとする研究もあります。脂質低下療法では、冠動脈プラークの体積の退縮率をエンドポイントとする場合もあります。

　エンドポイントが何かによって臨床研究の意味が違ってきます。冠動脈のプラークの体積が退縮することは、脂質低下療法の有効性を示す指標ですが、これで心筋梗塞の予防ができるかといえば確たる証拠はありません。心不全における血中B型（脳性）ナトリウム利尿ペプチド（BNP）値や、がん治療における腫瘍マーカー値なども患者さんを全人的にみた評価指標ではありません。副作用で苦しみ、自覚症状が悪化して生活の質を損ねていても、測定値が低下していれば効果ありとされることもあります。

生存率とは、研究開始からある期間（５年が多い）経ったときに生存している患者さんの割合です。生きていることは決定的に重要なことですから、生存率は真のエンドポイントと呼ばれます。しかし、これは医療者の目線に基づく考えです。

　たとえば５年後の生存率が37％とされる患者さんにとって、その数字は何を意味するのでしょうか。37％の人が生きていて、63％の人が死んでいる状態はありえません。患者さん本人にとっては生か死のどちらかでしかなく、０％か100％でしかありえないのです。自分の命を確率で語られることに違和感を覚える患者さんもいるでしょう。この問題に正解はありません。暗い話をして申し訳ありません。話題を変えましょう。

　私は映画が大好きで、映画監督に憧れます。自分のイメージを表現するために俳優に演技をしてもらい、数多くのスタッフをまとめ上げて一本の映像作品を作りあげます。何よりも映画監督は、人間の心を知り尽くしていなければできない仕事だからです。
　主人公に「好きだ！」と言わせれば、主人公がヒロインに好意をもっていることは観客に伝わります。しかし、セリフとしてではなく、人の振る舞い、顔の表情から感情を伝えるのが映画監督の仕事です。人を好きになったときに人間はどんな仕草をするのか熟知して、役者に演技指導をするのです。
　演技だけではありません。同じ風景でも愛情を伝える光、風はどんなものか、恋心を伝える曲のリズムは何かを知っていなければなりません。特に、音楽はセリフに匹敵する力を持っています。優れた映画には必ず優れた音楽が使われています。

文学、音楽、絵画、写真、これらの総合芸術が映画です。いろいろな芸術表現、文学や音楽、絵画、演劇、そして歴史、政治、宗教といったあらゆる要素が映画に集約されています。映画を観て勇気づけられ、生きる力を取り戻した人も多いことでしょう。観る人に感動を伝える映画監督は賞賛に値する職業だと思います。

　ここで1つ、作品を紹介します。タイトルは「生きる」です。世界に誇る日本人映画監督、黒澤明の作品です。漫然と生きてきた定年も近い市役所課長が、自らががんに侵され余命いくばくもないことを知ります。
　すると、これまでの無気力な人生を捨て去るのです。児童公園を作ることにすべてを捧げ、残された人生を完全燃焼させます。「生きる」ことについて真っ向から挑んだ人間ドラマです。この主人公役の、志村喬の鬼気迫る演技は、俳優という仕事の素晴らしさも教えてくれます。一見をお薦めします。

　エンドポイントとして0か1かで評価される生死ではなく、生きている価値について考えさせられます。こんなことを考えていると夜も眠れなくなります。お酒の力を借りて眠りにつくことにします。おやすみなさい。

ニャンだか難しい話だニャ。猫は毎日を生きるために生きるのだニャ。
映画談義で哲学者ぶるよりも昼寝が大事ニャンだな。

医師目線と患者目線の確率は違う、
新型コロナウイルスからの考察

　新型コロナウイルス感染（COVID-19）の有無を判断する検査としてPCR検査があります。このPCR検査のあり方についても議論があります。感染が起こり始めた当初は、感染者との濃厚接触があり、発熱などの症状のある人に限定してPCR検査が行われてきましたが、もっと検査の対象を広げ、検査数を増やすべきであるという議論です。PCR検査が陽性であれば間違いなく感染者で、検査が陰性であれば間違いなく感染者ではない、こうであれば理想的です。しかし、現実は異なります。本当は感染者なのにPCR検査が陰性になる場合や、検査結果が陽性でも実際には感染者ではない場合があります。

　この検査精度については、「感度」と「特異度」の2つの観点から評価されます。感度は感染者を陽性と判定できる確率で、特異度は非感染者を陰性と判定できる確率です。新型コロナウイルスへのPCR検査の感度は70%程度とされ、感染者の30%は検査で陰性と判定されることが問題です。

テレビのワイドショーでは、識者と呼ばれる方々が賛成・反対の立場で熱く持論を展開しています。感度・特異度だけでなく検査前確率や陽性的中率などの統計的な専門用語を駆使して語る方もおられます。その意見は間違っている訳ではないのですが、正しくもないように思います。

　そもそも、確率や統計学的な論理を理解するには、一定の知的水準と数学的な素養が要求されます。理解できない人をバカにしている訳ではありません。収入も減少し、社会不安があり、何よりも先が見通せない状況においては、冷静な判断は難しいものです。

　政策や対応策を立案する部門では詳細な数値に基づいて考察すべきですが、実際に困難に直面している各個人に確率的なことを説明することの意味は難しいのです。これは、新型コロナウイルスに限った話ではありません。

　ある患者さんに手術前の説明をする場面を考えてみます。

「どのような手術でも100%安全という訳ではありません。100%安全と
　言い切ることはできないのです」
このように説明します。

「それはわかっています。どの程度の危険性があるのですか?」
不安そうにたずねます。

「そうですね。この手術で死亡する確率は0.1%ほどでしょうか」
医師が答えます。

患者さんと家族に表情に安堵が感じられます。なにより1,000人手術を受けても999人が生存するのです。どうみても上手くいく手術のように思われます。ところが、その患者さんが手術合併症で命を落としたとします。1,000人に１人の死亡例に該当してしまったのです。その亡くなった本人にとっては、1,000分の999は生きていて、1,000分の１だけ死んでいるのではありません。0.1％の出来事ではなく、死亡したという事実は100％のできごとです。確率的な考察は、サンプル数や施行数が多い場合に意味を持ちます。人生において何千回も手術を行う医療提供者には死亡率0.1％は意味がありますが、手術を人生で１回しか受けない患者サイドでの死亡率0.1％の解釈は難しいです。

　「サイコロで６が出る確率は、出るか出ないかだから１／２だ」と言う人に、数学的にそれが１／６であることの説明・証明は可能でしょう。しかし、サイコロを何回も、何十回も、何百回もふってこそ１／６に近づいていくのです。１回しかサイコロをふるチャンスがなければ、当人とすれば、出るか出ないかの二者択一すなわち１／２の確率ともいえます。

　新型コロナウイルス騒動の収束と終息を願うばかりです。収束は、「収まる」「束ねる」ということから、状況が一定の状態に落ち着くとことを意味し、「終息」は完全に終わるという意味です。新型肺炎の状況が落ち着いてくるのが収束、完全に制圧された場合が終息となります。収束してから終息です。言葉遊びをしている場合ではなく、とにかくシュウソクしてほしいです。

レオさまは、褒められるのが得意だから特異度100%、いつも感動しているから感度100%なのだニャ。

少し違うのではないかと思いますが……。

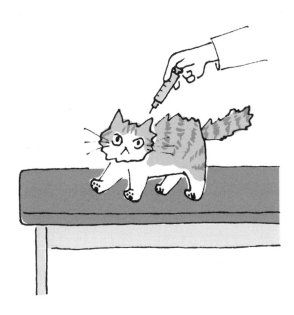

コクラン共同計画のロゴマークから
メタ解析を学ぶ

　この原稿を執筆している2021年7月には、新型コロナウイルスへの感染者数が第5波として猛威をふるっています。

　COVID-19パンデミック収束の気配はありません。数多くの、抗ウイルス薬の開発の報道はありますが、決定的な方策はない状況です。どの薬剤にも、有効という臨床試験の結果もあれば、無効という結果もあるからです。

　同じ臨床上の課題について、それぞれの試験によって結果が異なることは、医学の世界では珍しいことではありません。このような場合に有効な方法がメタ解析です。

　メタ解析は、複数のランダム化比較試験の結果を統合し、分析することです。メタ解析の「メタ」を辞書的に言えば、他の語の上に付いて「超」・「高次」の意味を表す接頭語であり、『より高いレベルの〜』という意味を

示すそうです。メタ解析の結果は、EBMにおいて最も質の高い根拠とされます。

　ランダム化比較試験を中心として、臨床試験をくまなく収集・評価し、メタ解析を用いて分析することを、システマティック・レビューと言います。このシステマティック・レビューを組織的に遂行し、データを提供してくれるのが、コクラン共同計画です。英語のまま「コクラン・コラボレーション」（Cochrane Collaboration）と呼ばれることも多いです。
　本部は、英国のオックスフォード大学にあり、日本を含む世界100ヵ国以上の国でコクランセンターが設立されています。システマティック・レビューを行い、その結果を、医療関係者や医療政策決定者、さらには消費者である患者に届け、合理的な意思決定に役立てることを目的としている組織です。

　フォレスト・プロット図をデザイン化した、コクラン共同計画のロゴマークをご存じでしょうか。早産になりそうな妊婦にステロイド薬を投与することによって、新生児の呼吸不全死亡への予防効果を検討した、メタ解析の結果が示されています。

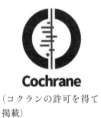

（コクランの許可を得て掲載）

　数千人の未熟児の救命に繋がったと推定される、システマティック・レビューの成功例なのです。この図を、Cochrane Collaborationの2つの「C」で囲んだデザインが、コクラン共同計画のロゴです。

　フォレスト・プロットの図から、メタ解析の結果を視覚的に理解するこ

とができます。横線がいくつか並んでいますが、これは、過去の複数のランダム化比較試験の結果を上から順に記載したものです。1本の縦線で左右に区切られており、この線の左側は介入群が優れていることを意味します。すべての研究を統合した結果が一番下の「ひし形」に示されます。

　ロゴの図をみると、7つの臨床研究の結果を統合し、ひし形が縦線の左にあることから、ステロイド薬使用という介入が有効であるという結果が読み取れます。縦線が樹木の幹で、各々の研究をプロットした横線が枝葉で、全体として1本の樹木のようにみえることからフォレスト・プロットと呼ばれるのです。

　個々の試験では、サンプルサイズが小さく結論付けられない場合に、複数の試験の結果を統合することにより、検出力を高めエビデンスとしての信頼度を高めるのがメタ解析です。症例数が多いほど、結論に説得力があるのです。数は力なのです。

　多ければ良いというものではない場合もあります。

　それは、猫の数です。面倒がみれないほど猫の数が多くなる、いわゆる多頭飼育崩壊です。メタ解析ではなく、「メチャ飼い過ぎ」でしょうか、苦しいダジャレです。仲良く猫たちがじゃれ合う姿は可愛らしいものですが、何事にも程合いがあります。

　私は、ただ1匹の猫さまに愛情を集中しています。ここで我が家の愛猫が、原稿を執筆しているパソコンのキーボードの上に横たわりました。自分が猫のことを考えているのが伝わったのか、邪魔をしようという魂胆のようです。ウーン可愛い過ぎる！　原稿執筆終了です。

猫は木登りも得意ニャんだけど、フォレスト・プロットの木にも登ってみたいニャ。

 「メチャ飼い過ぎ」は厳禁です。レオの一生に添い遂げるのが私の願いです。

プロポーズ！
愛情をダイヤモンドで測定する

　学術研究や論文の本質は、比較し、差を検出することにあります。

　新規治療法が、従来の標準治療法よりも優れているかどうかを判断する場合を考えてみましょう。判定のためには、新旧の治療効果を測定し、両群の差異を比較する必要があります。この差がp値0.05未満の有意差であるかどうかは付随する統計学的な考察であり、今日の話題の本質ではありません。比較する前に測定があり、測定値がまず必要です。

　測定には必ず誤差が付きまといます。完璧な測定法はないからです。測定誤差が大きいと、比較すべき両群に本当は差があったとしても、真の差がバラツキ、中に埋もれてしまい検出することが不可能になります。これが科学研究で測定器具の精度が大切な理由です。
　誤差を小さく正確に測定すれば、比較したい両群の差を鋭敏に同定することができるのです。

さて、場面は変わって一世一代のプロポーズ。

　その際大事になるのが、きらめくようなダイヤモンドの婚約指輪です。愛の告白を永遠の輝きにのせて、お二人のロマンスを讃えるアイテムです。想いをカタチに変換するのです。愛は言葉だけでは伝わりません。金額に換算可能なダイヤモンドの重みから愛情が伝わるのです。

　医療関係者は正常値を知ることが大好きです。皆さんにもお伝えしましょう。単刀直入に婚約指輪の相場を言えば、0.3カラットぐらいのダイヤモンドで、金額では約30万円です。かつては、給料3ヵ月分とも言われましたが、最近では少し質素で現実的なラインに落ち着いているそうです。男性諸氏を擁護すれば、大きすぎる超高価なダイヤモンドはバランスが悪く、大きすぎず小さすぎない0.3カラットは、日本人女性の指におさまりもよく相性が良いそうです。0.3カラットほどのダイヤモンドには、控えめながら気品ある繊細な美しさがあります。ご安心されてください。

　大きなダイヤモンドが必ずしも幸せを運んでくる訳ではありません。フランス革命でマリー・アントワネットが断頭台の露と消えたのはご存知でしょう。この事件は、大小540個のダイヤモンドで飾られた超高価な首飾りをめぐる詐欺事件を契機としています。
　実は、マリー・アントワネットは単に名前を使われただけで本当は何の罪もなかったのです。巨額の詐欺事件に王妃の名前が登場したことで、市民と王室の貧富の差が浮き彫りとなり、人民の蜂起を惹起させたのです。身の丈にあったダイヤモンドが一番です。

ダイヤモンドの重さを測定する単位がカラットで、１カラット＝0.2gです。カラットを科学しましょう。古来より、宝石の取引ではイナゴ豆の何粒分の重さかという単位が使われてきました。ギリシャ語でこの豆をケラチオン（keration）と言い、これがカラットの語源です。地中海から中近東、インドで採れるイナゴ豆は、食用にされ、古代エジプトでも甘味料として用いられたそうです。聖書にも何度か登場する、古くから人の身近にあった植物なのです。

　どの豆粒も0.2gで、サヤの中の位置に関係なく驚異的に重さが均一なのです。なんと、イナゴ豆は現在の技術で0.2gの分銅を作ったとしても遜色がないほどに、バラツキが少ないそうです。分銅に匹敵するほどのイナゴ豆を特質を見出した人類の知恵には驚かされます。

　可能な限り測定誤差を排除したカラットを基準に用いても、愛情を正確に計測することは不可能なようです。永遠の輝きを謳うダイヤモンドでも永遠の愛情は担保できないのです。

　フランス人劇作家のアルマン・サラクルーの金言で締めくくります。

　　「人間は判断力の欠如により結婚し、忍耐力の欠如により離婚し、
　　記憶力の欠如により再婚する」。

この言葉は、一万カラットより重いですね。
うーん、重すぎる。

猫にとっては高価なダイヤモンドよりもご主人様の愛情が一番うれしいニャ。

 猫さまの瞳の輝きは、一万カラットのダイヤモンドにも勝ります。プライスレスな美しさです。

医療統計

時間とは何か？
風呂場で生存時間解析だ！

今日も論文片手に入浴です。気合を入れて読みこむぞ！

浴槽に持ち込んだのはREAL-CAD試験の結果です（Taguchi I, et al. Circulation. 2018; 137: 1997-2009）。安定冠動脈疾患の患者への、ストロング・スタチンの高用量投与は低用量投与に比べ心血管イベントを抑制することを示した試験です。日本人でも厳格なLDLコレステロール管理が有用であることを示した、画期的な臨床研究です。

ここで注目したいのが解析法です。心血管イベントの発生率は「カプランマイヤー法」で、イベント抑制効果については「Cox比例ハザードモデル」を用いて解析しています。臨床研究で頻用される定番の解析パターンと言えるでしょう。イベントは一斉に起こるのではなく、時間経過の中で徐々に発生します。この2つは共に時間的な要素を考慮して解析する方法で、生存時間解析に分類されます。単変量解析の「カプランマイヤー法」

が生存時間を解析するための要因として1変数しか利用できないのに対して、「Cox比例ハザードモデル」は複数の要因を評価することができます。

　生存時間解析は臨床研究においては必須の解析法です。生存曲線を記述する方法として「カプランマイヤー法」を、2群間の生存曲線の有意差検定としては「ログランク検定」を、イベント抑制効果については「Cox比例ハザードモデル」を、この3つを用いて解析するのは定番の流れとなっています。生存時間解析の3点セットと呼ぶ場合もあるほどです。

　これらの生存時間解析では、時間は等質なものとして扱われます。30代の人の1年も、80代の人の1年も同じ1年として解析されます。学問としては、それで良いことは私も理解しています。

　しかし、それは現実的でしょうか？　自分に当てはめてみても、高校生時代の1年と、50代に突入した現在の1年の密度は明らかに異なります。同じ1年とは思えません。時間とは何か？　難問です。

　体感的な時間だけでなく、時計が刻む時間も、アインシュタインの唱える相対性理論の中では変化します。時間の進み方は一定ではなく、いる場所によって早くなったり遅くなったりするのです。地上よりも高所で重力の弱いスカイツリーの展望台にいる人は、理論上、地上にいる人よりも時間が早く進むそうです。時間について考え出すとキリがありません。

　好地由太郎という明治時代の人物の話をご存じでしょうか？　奉公先の女主人を殺害して放火し、死刑囚となり、牢獄の中でも牢名主として他の犯

罪者達に恐れられた、札付きの極悪人です。服役中に、クリスチャンの青年が冤罪で投獄されてきました。冤罪というよりも単純な手続きミスで連行・投獄されたそうです。牢名主は、この新参者を袋叩きに締め上げたのですが、青年は屈することなく逆に「聖書を読みなさい」と勧め続けたのです。

　この出来事から、彼は聖書を読みたいと思うようになりました。文字が読めなかった彼は、字を勉強するところから始め、新約聖書を完全に暗記するまでに読み込んだのです。後に減刑され、釈放後にキリスト教の伝道者として多くの人々に教えを授けました。高級食器のノリタケや衛生陶器のTOTOの創業者である森村市左衛門は、彼の説教を聞いて感銘を受け洗礼を受けたそうです。この死刑囚を伝道者に変身させた青年が好地由太郎に会っていた時間は、わずか20分間ほどとのことです。時間の長さは本当に不思議です。

　何十年という時間を無駄に過ごす人生もあるでしょう。一方でこの逸話のように、人生に大きな影響を与える濃密な20分間もあります。どの時間も同じスピードで流れているのか不思議な気持ちを抱きます。著者は医学生に講義や実習などで話す機会も多いのですが、短い時間でも密度の高い内容にしなければと思います。優等生ぶった内容を書いて気恥ずかしいですが、こんなことを考えながらの入浴タイムは真に豊かで贅沢な時間ですね。ありがたや。

猫の寿命は人よりも短いのニャ。けれども猫は、寿命が短いことを嘆いたことはニャイのだ。常に与えられたニャン生を愉しむのニャ。

🎥 お薦め映画　その2

ミクロの決死圏 （原題 Fantastic Voyage）

監督：リチャード・D・フライシャー
主演：スティーブン・ボイド、ラクウェル・ウエルチ

　脳障害の患者さんの血管に縮小化され注入され治療にあたる医師団。想像を絶した人体探検旅行の物語です。おそらく皆さんも名前だけは知っているであろう有名な作品です。

　昔の映画なので特撮は現在から見れば子供だましです。登場する医療機器も古く、およそ隔世の感があります。しかしマイクロ・ロボットなどが登場している今では、逆に現実味をもって観ることができます。血液中に飛び出したミクロ人間におこる抗原・抗体反応が描かれるシーンは特によくできています。私が医者をしていても頭のなかでイメージする抗原・抗体反応は、このシーンそのものです。内容も濃く物語としても大変面白いです。こいつで、コロナウイルスを撃退したいです。

（Next⇨80ページ）

猫は虎に劣っていない！
非劣性試験について考える

　ジャーン！

　日本発の「STOPDAPT-2 試験」（Watanabe H, et al. JAMA. 2019; 321: 2414-2427）の結果がJAMA誌に掲載されました。NEJM、Lancet、JAMA、BMJの4つの総合医学雑誌を合わせて、ジャーナル四天王と呼びます。世界を代表する医学雑誌で、臨床現場に影響が大きい研究の結果が掲載されます。名誉なことは勿論ですが、そこで紹介される論文は欧米発のものがほとんどです。

　STOPDAPT-2 試験は、PCI術後の2剤の抗血小板薬併用療法であるDAPT期間についての研究です。1ヵ月間のDAPT後にクロピドグレル単剤投与を行う介入治療群は、12ヵ月間のDAPTを継続する標準治療群に対して、"非劣性"でかつ"優越性"も有することを示したものです。ぜひとも一読をお薦めします。

優越性試験では、p値が0.05より小さければ差がある、0.05以上なら差がないとします。差がないことと、非劣性であることは決定的に異なります。p値は差があることは証明できても、非劣性の証明はできないのです。介入治療群と標準治療群を比較した差が良くても悪くても、このくらいの範囲内であれば許容できるというマージンを研究開始前に定めておく必要があるのが非劣性試験です。これを非劣性マージンといいます。

　非劣性試験が必要となる理由を考えてみましょう。優越性試験だけで考えることができれば簡単なはずです。

　医学が急速に発展し、大きな進歩を得ることが難しくなかった時代には、優越性試験で十分でした。医学の成熟に伴い、一足飛びに大きな進化を得ることが難しくなっています。新治療は標準治療と比較して優っていても、その差が小さい場合には優越性の証明には膨大な症例数が必要となります。これが1つ目の理由です。

　もう1つの理由は、優越性を求めることの非倫理性です。有意に優れる治療を証明するということは、劣っている治療効果を対照患者に期待することの裏返しともいえます。ここに倫理的な抵抗感があります。また、介入治療と標準治療との差が非常に小さく、優越性試験で差があることを示すには非現実的なほど多くの被験者数が必要になる場合があります。これが非劣性試験が必要となる理由です。

　少し話が難しくなってきました。論文片手にソファでくつろいでいると、我が家の愛猫がやってきます。自分の膝の上に飛び乗って喉をゴロゴロと

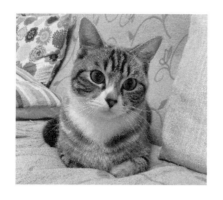

鳴らしながら「香箱座り」をします。これは、手首を内側に折り曲げ、その上に上半身を乗せるスタイルです。関節が柔軟な猫特有の座り方ですが、危険にさらされた時に即座に立ち上がって行動できないので、リラックスしている証拠です。

　私は、本書の自己紹介の中で「猫をこよなく愛する、いきおい余って虎にも挑戦中」と記しているように虎にも興味をもっています。次頁の写真で私が頭を載せているのは「ぬいぐるみ」ではなく生きている虎です。猫と虎は同じネコ科です。虎にしてみれば、猫がトラ科に属するべきであり、虎がネコ科というのは釈然としないに違いありません。猫と虎を比較すると大きさが決定的に違います。

　他の外見上の違いとして、虎は鼻が大きく耳が丸くて小さいです。虎は体重を支えるため、猫に比べて足が太くしっかりとしています。身体が大きくなっても目の大きさはあまり変わらず、相対的に虎は目が小さく見えます。大きな目がクリクリする猫はかわいいペット、虎は獰猛な肉食獣という正反対のイメージがありますが、どちらもしなやかで魅力的なハンターです。猫と虎を比較するには、優越性と非劣性のいずれの検討を行えばよいのでしょうか？　非劣性試験ならば、猫が虎に劣らない非劣性マージンはどうなるのか？　猫の背を撫でながら、このように何の価値もないことに思索を巡らせる時間を楽しむ自分は幸せです。

虎さんには会ったことがまだニャイ。虎さん、仲良くしていきましょうニャ！

 猫さまと虎の魅力度を優越性検定するとp＜0.0001で、猫さまが優位に優っているでしょう。

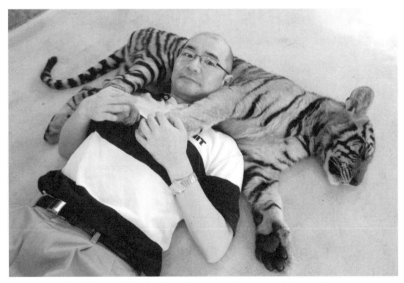

虎を枕にする著者（本物です！　ぬいぐるみではありません!!）

頑張れ、
OCEAN-TAVIレジストリ、
前途洋洋だ！

　重症の大動脈弁狭窄症は高齢者に多く、年齢や合併症などのため外科手術の危険性が高く、手術を断念する患者さんが少なくありませんでした。新しい治療法として開発された経カテーテル大動脈弁置換術（TAVI）は、身体への負担が少なく、外科手術によるリスクが高い患者さんでも治療が可能となります。

　外科的な弁置換手術は50年以上の歴史があり、その耐久性は長期間のデータから実証されています。一方で、TAVIは最新鋭の治療法で歴史が浅く、長期間の耐久性の評価は、これからデータを蓄積すべき段階にあります。

　「OCEAN-TAVIレジストリ研究」　この研究をご存じでしょうか。

　この分野で日本から次々と重要な報告を発信し、データ構築に貢献して

いるレジストリ研究の名前です。日本国内のTAVI施術で中心的に活動する high volume center による多施設共同レジストリです。

　慶應義塾大学の林田健太郎医師は本邦において、TAVIの導入から普及に大きく貢献した人物です。彼を中心に、TAVIに尽力する医師をまとめ上げ、施設の垣根を越えてレジストリ研究が構築されたのです。データを緻密に解析し、2021年4月の時点で50本を超える英文論文が発表されています。

　TAVIに関する情報を、世界に向けて発信していきたいという思いを"OCEAN"という名前に託したと林田医師は述べています（参考：https://ocean-shd.com/）。このような志の高い医師たちが登場し、日本の医療を取り巻く将来は"前途洋洋"であることを確信します。

　さらに素晴らしいのは、それぞれの論文を執筆し、論文の表紙に筆頭著者として記載されているのが、新進気鋭の若手の医師ばかりだということです。このレジストリ研究に賛同し、参加する医師1人1人が研究テーマを持ち、論文執筆という目標に向けて走る主役となって個々の夢、患者さんへの思いを達成しています。

　ランダム化比較研究は、無作為比較研究とも呼ばれ、介入研究の代表です。研究の対象者となる患者を、介入群と対照群の2つのグループに「くじ引き」で割り振ります。生存率などを比較し、介入の効果や安全性を検証します。

　レジストリ研究は、医学の前向き研究の進め方の一つであり、観察研究の代表です。研究対象となる疾患の患者の情報を順次データベースに登録

し、使用した薬物や治療法による経過の優劣について比較します。

　エビデンスのレベルは、ランダム化比較研究が高く、レジストリ研究が
劣るといわれる場合もあります。しかし、診療の現実を知り、予後の現状
を知り、そして危険因子などを探索するために、レジストリ研究は注目を
浴びています。超高齢者がほとんどであるTAVI施術患者では、ランダム
化比較研究は現実的ではなく、レジストリ研究の意義が大きいからです。
今後さらに、OCEAN-TAVIレジストリ研究が発展することを応援し、願
っております。

　太平洋・大西洋・インド洋など、どこまでも広がる海を表現する言葉が
"ocean"で、"sea"よりも広範囲の海を指すそうです。
　「洋」と「海」の違いについて考えていると、「湖」・「池」・「沼」の違い
は何かも気になってきました。なぜなら、著者は琵琶湖に面する滋賀県草
津市に住んでおり、毎日「琵琶湖」に接しながら生活しているからです。
「湖」の定義は、「四面を陸地で囲まれ、その中に水をたたえたもので、ど
こからか水が流れ入ってくる場所がなく、流れ出ていく場所もない」とい
うことだそうです。

　琵琶湖には、大小460本もの河川が流入し、流出する河川は瀬田川ただ
1本です。瀬田川は、京都府で宇治川と呼び名を変え、桂川および木津川
と合流して流下し淀川となり、大阪湾に注ぎます。このように、水の入口
と出口があるので、琵琶湖は「河川」になります。
　琵琶湖は厳密にいえば河川法上、淀川水系に属する「河川」となり、法
律上の名称は「一級河川琵琶湖」となります。琵琶湖は河川の一部の川幅

が、非常に広くなっているという解釈になるそうです。なかなかのトリビアですね。

レオは海を見たことがニャいんだ。一度、海辺を走ってみたいニャ。

 お薦め映画 その3

ヒポクラテスたち

監督・脚本：大森一樹
出演：古尾谷雅人、光田昌弘、柄本明、伊藤蘭

　京都で学生生活を送る医大生を描いた傑作青春群像。監督の大森一樹は京都府立医大卒業の医師であることはご存じですか？　大森一樹は医療映画専門ではなく「ゴジラVSキングギドラ」などの他ジャンルの作品も撮っています。医師になることへの不安がよく描かれており医者として共感することが多い映画です。

　左翼運動や恋愛問題などの葛藤の中で登場人物たちが成長していきます。私にとっての青春のアイドルであるキャンディーズのランちゃんが登場しているのもポイントが大きいです。（ちなみに、スーちゃんだったならもっと良かった。スーちゃん、安らかにお眠りください。）

（Next⇒111ページ）

（医療統計）

犬と猫と心電図から
人工知能（AI）に挑戦する！

　これまでに読んだ論文の中でも、著者がとても興奮した論文を紹介しましょう。米メイヨークリニックの研究チームの論文です（Attia ZI, et al. Lancet. 2019; 394: 861-867）。

　簡単に内容を紹介すると、「発作性心房細動患者の一見正常な洞調律の標準12誘導心電図から、潜在的な心房細動の存在を、83%の正確度をもって人工知能（AI）が識別できた」というのです。発作性心房細動は、動悸発作時にタイミングよく心電図を記録できれば診断可能ですが、非発作時の洞調律の心電図から、過去の心房細動の有無を類推することは難しいのです。循環器専門医である自分が、このAIより正確に診断できる自信はありません。インパクトのある研究です。

　この研究では、深層学習（ディープラーニング）に分類される「畳み込みニューラルネットワーク（CNN）」をAI技術として用いています。この

CNNは、人間の脳内の視覚の神経回路網を模した画像認識法で、自動運転や監視カメラの顔認識、アルファ碁での碁盤局面の認識にも活用されています。

　ここで、皆さんにCNNを噛み砕いて解説しましょう。人間が物を見る過程は、物体が網膜に像を結び、視神経を通じて脳に刺激が達し、物体が何であるかを認識します。脳は、物体の像全体を一機に把握するのではなく、限定された領域ごとに像をスキャンするように認識し、その領域をスライドさせ認識作業を繰り返し、さらに統合して全体を認識します。
　コンピュータのCNNでは、画像データの一部分にフィルタをかけ演算し、その領域をスライドしながら繰り返します。この処理が「畳み込み」で、画像が持つ局所的な特徴を抽出します。コンピュータは画像の特徴を繰り返し抽出し対象物を推測し、また正解データで答え合わせをして学習しながら、画像認識の精度を高めていくのです。
　「畳み込み」という言葉の解釈が難しいのですが、引き伸ばした望遠鏡の筒を畳み込むような作業をイメージすると、CNNの概念の理解に役立つそうです。

　さて、突然ですが皆さんは、犬と猫の区別ができますか？

　読者の皆さんは、間違うことなく「犬だ！」／「猫さまだ！」と判断できることでしょう。しかし、犬の定義や猫の定義を正確に述べることは難しいのではないでしょうか。幼少期から数多くの犬と猫に出会い、その各場面で親から「これは犬、これは猫」と正解を教えられるうちに、その特徴を抽出し認識精度が向上してきたのです。「瞳の形状を観察し縦長ならば

猫の確率が高い」などの鑑別点を事前に教えられた訳ではありません。

　この「目の付けどころ」を「特徴量」と呼びます。視覚から入力された動物の画像データから自らが特徴量そのものを学んでいくのです。これが人間の学習であり、成長です。AIにおいても、特徴量をコンピュータが能動的に抽出する点が鍵なのです。心房細動推定の論文でも、心電図P波の心房負荷所見などをコンピュータに教えて判断させるのではなく、18万人を超える患者の約65万件の心電図を見せ続けて、その画像データに潜む特徴量そのものを抽出させ深層学習させたのです。

　我が家の猫は、自分のことを猫と認識しているのか、人間と自覚しているのかに興味が湧いてきました。家猫として人間に囲まれて育ってきたので、猫の特徴量について学習する機会がなかったに違いありません。鏡に映った自分の姿を観るのが好きな猫もいるようですが、鏡を覗き込む習慣もありません。猫とは思っておらず、きっと自らを一番偉い人間として認識していることでしょう。

　猫と人間の境界線が不鮮明で、猫の家来であることに何の不満もない私に、AIや深層学習を語る資格はないのかもしれません。

コンピュータに学習してもらわなくても猫は猫、犬は犬。ややこしいのは人間だニャ。

人間はコンピュータに敗北するでしょうが、猫は少なくとも負けないと思われます。

シェアード・ディシジョン・メイキングを
シェアしたい！

　シェアード・ディシジョン・メイキング（Shared decision making）を
紹介します。

　皆さんご存じのように、EBMは根拠（evidence）に基づく（based）医
療（medicine）の頭文字からなる言葉です。

　最良の治療方針を決定するには、エビデンスに基づいて判断しなければ
なりません。そのエビデンスを構築する土台が「臨床研究」です。臨床研
究は、介入研究と観察研究に大別されます。ランダム化比較研究は介入研
究の代表です。患者を2つのグループにランダム化し、一方には新規の治
療や薬物の介入を行い、他方には従来から行われている治療を行います。
一定期間後に病気の罹患率・生存率などを比較し、介入の効果や安全性を
検証します。
　ランダム化比較研究では、どのような患者を研究に組み入れるか、逆に

除外するかという参加基準を設定して研究を遂行します。そこから得られるエビデンスのレベルは高く、EBMの中核を構成します。

　レジストリ研究は、観察研究の1つです。研究対象となる疾患の患者の情報を順次データベースに登録し、使用した薬物や治療法による経過の優劣について、統計学的に比較するものです。

　ランダム化比較研究とレジストリ研究の意味を考えさせられる面白いデータを紹介しましょう。EAST試験のサブ解析の論文です（King SB 3 rd, et al. Am J Cardiol. 1997; 79: 1453-1459）。20年以上昔の古い臨床研究ですが、循環器領域の医師だけでなく、すべての医療関係者に知っていてほしい興味深い内容です。お付き合いください。

　EAST試験は冠動脈多枝疾患に対する血行再建法を比較するランダム化比較試験です（King SB 3 rd, et al. N Engl J Med. 1994; 331: 1044-1050）。参加基準を満たし組み入れ可能と判断された842例中、実際にCABGかPCIのいずれかにランダム化されたのは392例でした。残り450例は、担当医と患者が相談し、個々の事例にあわせて最善と思われる血行再建法が選択されました。ランダム化されなかった患者は、レジストリ群として登録・解析されました。

　その結果、レジストリ群の3年生存率は96.4%で、ランダム化群の3年生存率93.4%と比較して有意に優れていたのです。EAST研究の本来の目的は、CABGとPCIの比較ですが、ランダム化したどちらの群の治療成績よりも、レジストリ群の治療成績が優れていたのです。

　この解釈は難しいですが、ランダム化してCABGとPCIの優劣に決着をつける以前に、医師は個々の患者の状態に合わせて、CABGとPCIの適切な選択ができていたことを意味します。医師の存在価値が証明された素晴

らしい内容です。

　このレジストリ群では、「Shared decision making」が実践されていた可能性が高いと、著者は推察しています。EBM に基づいて確実性の高い治療法が選択できる場合には、「Informed consent」で問題はありません。
　治療法間の差が明確ではなく、絶対的に優れている治療法がない場合には、「Shared decision making」の出番です。これは決して EBM を否定するものではなく、治療法の優劣に不確実性のある場合に用いられる手法です。

　医療者と患者がエビデンスを共有（シェア）して一緒に治療方針を見つけ出していく手法で、「共有意思決定」とも称されます。数字としての治癒率や生存率の数値の優劣だけでなく、各治療法への患者の希望（選好：preference）や価値観も総合して、適切な治療法を一緒に考えていくものです。循環器領域だけでなく、治療法の選択肢が増えているがん治療の現場で、必要とされていくことが予測されます。

　ぜひとも、この「Shared decision making」を皆さんとシェアしたいと思い紹介しました。

 猫と一緒に暮らす幸せも、皆でシェアしてもらいたいニャ！

医療統計

永遠の命題か？
無作為化試験 vs リアルワールドエビデンス

　NEJM誌に掲載されている興味深い文章が紹介しましょう。「The Magic of Randomization versus the Myth of Real-World Evidence」というタイトルで、2020年2月13日に掲載されました（Collins R, et al. NEJM. 2020; 382（7）: 674-678）。直訳すれば「無作為化という魔法 対 リアルワールドエビデンスという神話」となります。必ずや皆さんの知的好奇心を満足させるであろう文章です。

　このタイトルを見た時には、リアルワールドエビデンスを賞賛し、その将来性を期待する文章と予想しました。なぜなら、リアルワールドデータの活用は存在感を増しているからです。AI（Artificial Intelligence：人工知能）の発達により、従来では考えられないほどの膨大なデータ、つまりビッグデータを用いて解析が可能となりました。

　ビッグデータとは単に量が多いだけではありません。非構造的な情報も含み、時々刻々と生成される途方もない膨大なデータです。今までは管理

しきれず無視されてきたデータ群を、AIが解析することにより、従来では得ることができなかった情報を引き出せるようになったのです。

　バイアスと交絡因子をいかに排除できるかが臨床研究の鍵です。無作為化の目的はバイアスを避けて、すべての要因を揃えて比較可能な集団を作ることです。測定できる年齢や性別などの要因だけでなく、未知の因子もグループ間で均一にできるのが無作為化です。

　この論文の中では、これを無作為化の"Magic"、つまり魔法と表現しています。一方で、リアルワールドエビデンスは"Myth"と表現しています。"Myth"を辞書で調べてみると、神話という訳語に続いて「作り話、根拠の薄い社会的通念」と記されています。ここでの神話とは、「かなり低評価の表現」と解釈すべきです。

　このNEJM誌の最新論文は、「リアルワールドエビデンスは無作為化比較試験に、まだまだ取って代わるものではない」と述べているのです。NEJM誌編集部に代表される米国医学界の無作為化比較試験に対する信頼度の高さが伝わってきます。さらに、NEJM誌に採択されるためには、二重盲検無作為化比較試験でなければ難しいとされます。割り付けを観察者（医師）からも患者からも不明にすることで、いっそう客観性を担保する手法が二重盲検です。

　「パリスの審判」と名付けられた、1976年に開催されたワインの比較試飲会の話をご存じでしょうか。カリフォルニア産とフランス産の超一流の赤白ワインを、審査員がブラインドでテイスティングして、優劣を競った

のです。誰しもがフランスの圧勝を信じていたのですが、なんと赤白の両方でカリフォルニアがフランスに勝ったのです。

　ニューヨーク・タイムズ紙の報道により、「パリスの審判」の結果は世界中のワイン界を震撼させ、当時のワインの常識をくつがえしたのです。無個性な安ワインというカリフォルニアワインへの偏見を打破し、フランス以外でも美味しいワインは造れるというメッセージを発信したのです。

　この情報が説得力をもった理由は、審査員がフランスのワイン界を代表する重鎮であったことと、審査が盲検化されていたことです。結果に不満があっても審査過程に不満をぶつけることができなかったのです。

　この「パリスの審判」があったから、NEJM誌編集部が二重盲検無作為化比較試験を大好きになった訳ではないでしょうが、無縁ではないかもしれないと感じ、紹介させていただきました。

　自分は、無作為化の魔法はわかりませんが、美味しいワインは大好きです。今晩は、チリ産のカベルネソーヴィニヨン、いわゆる「チリカベ」の魔法に身をゆだねます。おやすみなさい。

 レオはワインは飲まないのニャ。けど、カリフォルニア産でも、フランス産でも、美味しいことが大事なんじゃないかニャ。

臨床研究成功の第一歩は
ウルトラマン発見から

　日々の診療活動の中で多くの患者さんに出会います。患者さんだけでなく、出会う人はみんな、それぞれ少しずつ異なります。身長や体重にも違いはあり、性別や国籍も異なります。しかし、どの医師も、身長40メートルで体重3万5千トンの患者を担当したことはないでしょう。

　ピンときませんか？

　この身長と体重のデータから、これが初代ウルトラマンのスペックであることを見抜いた方は相当のマニアです。さらに続ければ、年齢は2万歳、出身はM78星雲・光の国、必殺技はスペシウム光線です。地球での姿はハヤタシン（早田進）。ウルトラマンは著者にとって永遠のヒーローです。
　このサイズの患者さんが急性心筋梗塞になったとしたら、心臓カテーテル検査をするにも心カテの検査台も壊れます。何より、病院に到着することも、ままならないことでしょう。

現実にこのサイズの患者はいないでしょうが、研究データの中では実在することがあります。虚血性心疾患に診療実態を調査するための、レジストリ研究の初期データを眺めていた時に、ウルトラマンを凌ぐ強者を発見したことがあります。身長1,628メートルの患者が存在したのです。

　身長が富士山の半分近くあります。本当の身長は162センチ8ミリなのですが、そのデータ入力の単位がメートルである枠にミリメートルのデータを入力してしまっているのです。この身長の値のままで、コンピュータまかせに多変量解析など行うとトンチンカンな結果が導かれます。

　臨床研究では、エクセルなどの表計算ソフトの表にデータを入力しデータセットを作成するのが常です。その中に変なデータが含まれてないか十分にチェックする必要があります。データの傾向をグラフ化などで視覚的に捉え、平均値や最小値・最大値、標準偏差などの数値を大局的に把握することが大切です。

　その時点で違和感のあるデータにはさまざまなものが考えられます。その代表的なものが「外れ値」です。これは、他のデータに対して著しく大きい（または小さい）データのことです。入力ミスに由来することが多く、解析から除外すべきデータは排除しなければいけません。この作業を、「データスクリーニング」といいます。具体的な解析にかける前に、この地味で基本的な作業をしっかりすることが重要です。

　一方で、意味のある外れ値を除外しないようにすることも大切です。外れ値が、臨床的に意味のある貴重なデータである場合があるからです。

　自分の過去の経験で、HDLコレステロール値が 0 mg/dL であった例があります。タンジール病でした。コレステロール排出のトランスポータで

あるABCA1が遺伝的に欠損した疾患で、HDLが産生できず動脈硬化性疾患が起る疾患です。HDLコレステロール値がゼロというのは入力ミスではなく、稀な疾患を同定する入り口だったのです。

　このように臨床研究のなどで扱うデータには、期待される一定の範囲が存在します。それから大きく外れる値は、入力ミスなどの排除すべきデータである場合も多いのですが、時には貴重な珠玉のデータである場合もあるのです。データスクリーニングは、外れ値を排除するばかりではダメなのです。その匙加減に臨床研究の妙味があります。

　そうです。期待に応えるデータも大切ですが、期待通りではないデータにも価値があるのです。これは猫を飼う場合の極意に通じます。猫好きには絶対にわかります。猫は常に期待を裏切り、人間の期待に応えることはありません。しかし、期待に応えないからこそ、愛おしい生き物なのです。どんなに喜んでくれるかと期待して通販で購入した高価なキャットタワーよりも、ボロボロの段ボール箱を隠れ家として愛する猫、すばらしいです。期待を裏切る行動が珠玉の結果に繋がるのです。データスクリーニングの極意を伝授してくれる猫さまに改めて宣言します。弟子にしてください！

猫を従わせるのは無理なのニャ！　猫さまは飼われているのではニャく、いてやっているんだニャ。

ハイ、レオ様がいてくださるだけで幸せでございます。

リレー小説、有名作家が猫と戯れる

本日は有名な作家のせんせい方にご参集いただき、登場人物と猫と戯れていただきました。あまり意味のない中川の言葉遊びの作文です。私は、このような文学遊びが大好きです。こんな意味のない作業に耽読できる生活にあこがれます。

一番バッター、五木寛之せんせい
（青春の門）

「織江！」

信介は博多駅で荷物の整理をしている間に、織江がいなくなったのに気付いた。信介が織江を見つけたのは、丁度織江が橋を渡ろうとしているところだった。織江は信介の姿に気付くと一瞬逃げようとしたが、なぜか再び信介の方を振り向いた。

「馬鹿野郎！　一体何を考えているんだ」

「信介しゃんなんかに、うちの気持ちは分からんとよ！」

信介は思いもかけなかった織江の言葉に、思わず、つかまえた織江の手を放した。腕には、猫の引っ掻き傷から血が滲んでいた。

二番バッター、川上宗薫せんせい
（赤い夜）

弥生が、

「わたしには秘密があるの」

と言った時、浦川はギョッとなった。

「わたしは、これだけは言うまいと思ってたんだけれど、やはり隠しておれないわ」

「ぼくが驚くようなことかね」

「驚くとおもうわ」

「ぼくが驚くとしたら、殺人をやったとか、そういうことだよ」

弥生は笑った、なのに眼には涙がたまっている。

「猫を飼うことにしたの」

浦川は、狼狽を露わにした。

三番バッター、野坂昭如せんせい
（マリリン・モンロー・ノー・リターン）

正面玄関にたどり着いた雄二、あまりの暑さに少し閉口し待合のソファーに身体をあずけて休めば胸痛も少し和らいでくる。彼の胸痛、今日の暑さより昨日の旅館での深酒の乱痴気パーティーの方が原因なのは言うに及ばず。時々突き刺すような痛みに襲われながら漸く受診の受け付けをすませる。

待つこと小一時間、ようやく名前を呼ばれた雄二、診察室に入り医師と向き合う。医師の醸し出す穏やかな雰囲気が彼の気持ちを和ませる。医師の傍らに微笑む看護婦の容姿端麗なること言うに及ばず。高貴なることシャム猫の如し。

四番バッター、フロイトせんせい
（精神分析入門　高橋義孝訳）

その患者の症状を皆さんにお話する前に、その患者が私に語った患者自身が見た夢の話をせねばなりません。患者は私にこう語ってくれたのです。

「私は気が付くと胸をかきむしって苦しんでいました。なにか暗い闇の中を彷徨うような気持ちでした。もがいていると一筋の光がすうーっと刺し込んできたのです。猫の瞳が輝くような光です。ニトログリセリンを口にすると嘘のように再び眠りに帰ったのです」

さて皆さん、ここまでくるとあなた方の中には、この患者の夢の内容が、私がこれまで述べてきた「リビドー」の観念で容易に分析できると考えるひとが出てくるでしょう。

四番バッター、宇能鴻一郎せんせい
（むちむちぷりん）

そうなんです。あたし、この病院に入院してるんです。初めは病院なんかに行くのは、とっても厭だったの、あたし。だって恐ろしかったんですもの。でも、今考えてみると、この病院に早く来て良かったような気もするんです。あたしって、よくなったんです、ほんとに…。PCIを受けたのね。狭心症だったの、知ってる？　この病気のこと。冠動脈が詰まっちゃう病気なの。分った？

お家にいる子猫さんは大丈夫かし

ら。あたし、心配なんです。

五番バッター、庄司薫せんせい
（赤頭巾ちゃん気をつけて）

「薫クンじゃないの？」

ぼくは驚いてじっとこのなんていうかイカレたようなすごい美人の顔をまじまじとみつめた。ぼくは彼女に引きずられるように話に入っていった。

「心臓病は生活習慣病でね、本当に大事なことは理解されていないのね。猫を飼うことが再発予防のための決め手なのよ！」

ぼくは女性と多くつきあってきた方で（もっとも、どこからが多く、どこからが多くないかは、良く分らないけれども）知り合いの女性はたくさんいるんだけど、この女性ほど自らに厳しさを求める人は知らなかった。

今日は退院の日。彼女はぼくの手を掴んで（本当に掴むという表現がピッタリなほど強く）病院の正面玄関をでて足早に歩き始めた。

六番バッター、清少納言せんせい
（枕草子）

春はあけぼの。ミュウミュウ白くなりゆく猫ぎは、すこしサカリて、紫だちたるヒゲの細くたなびきたる。夏は猫。月のころはサカリ盛んなり。やみもなほ、ダニの多くとびちがひたる。マタタビ、一つ二つなど、ほのかにうち香りて行くもをかし。雨など降るもをかし。

七番バッター、宮澤賢治せんせい
（雨ニモマケズ）

雨にも負けず。猫にも負けず。雪にも猫のしつこさにも負けぬ。丈夫なからだを持ち。欲にみち。決して瞋からず。何時も静かに眠っている。一日にカリカリ四合と。猫缶と少しのチュールを食べ。あらゆる事を自分を勘定に入れて……。

八番バッター、中島敦せんせい
（山月記）

滋賀の義久は浅学非才、性、狷介、自ら恃むところ頗る厚く、人に甘んずるを潔しとする。覚えず、自分は声を追うて走り出した。無我夢

中で駆けて行く中に、何か身体中に力が充ち満ちたような感じで、軽々と岩石を跳び越えて行った。気が付くと、手先や肱のあたりに毛を生じているらしい。少し明るくなってから、谷川に臨んで姿を映して見ると、既に猫となっていた。これは夢に違いないと考えた。どうしても夢でないと悟らねばならなかった時、自分は狂喜乱舞した。

九番バッター、太宰治せんせい
（走れメロス）

ニャロスは激怒した。必ず、かの多頭飼育崩壊の主を除かなければならぬと決意した。

「待て」

「ニャにをするのだ。私は陽の沈まぬうちにゴミ屋敷へ行かなければならぬ。放せ」

「どっこい放さぬ。持ちもの全部を置いて行け」

「私にはいのちの他には何も無い」

「その、いのちが欲しいのだ」

山賊たちは、ものも言わず一斉に棍棒を振り挙げた。ニャロスはひょいと、からだを折り曲げ、飛鳥の如く身近の一人に襲いかかり、その棍棒を奪い取って、

「気の毒だが正義のためだ！」と猛然一撃を食らわせた。

多くのせんせいも、猫といる楽しさを説いてくださったようです。それではこのあたりでさようなら。

section 4

学会発表

「エンバーゴ・ポリシーで言えません」と言ってみたい！

「エンバーゴ（embargo）」を知っていますか？

　本来は海運業界の用語で、「自国の港にある外国の船舶の出港を禁止する」という意味です。船舶抑留と訳す場合もあります。

　この言葉は、現在では海運業界よりも報道業界で頻用されています。報道業界では、ある特定の日時までニュースを報道しないように報道機関に出される要請として使われます。たとえば、自国民がテロリストに拉致され、身代金を要求されているという情報が政府に入ったとします。記者クラブなどの場で報道官は報道各社に事実を伝えますが、「この件については、被害者の生命を守るために、何時までは、エンバーゴをかけさせていただきたいと思っておりますので、協力をお願いします」となるわけです。

国際学会で最も華やかな場は、なんといっても Late-breaking Session です。学会発表しようと思えば、抄録登録の締め切りが半年くらい前に設定され、めでたく採択されれば発表となります。しかし、この時間軸は現代においてスピード感が不足しています。締め切り後に研究の進展があり、最新の成果をもとに議論を深めたいという場合があるのです。

　新型コロナウイルス感染症（COVID-19）の流行拡大は学会のありかたにも大きな影響を与えています。多くの人の移動を伴う対面型の学術集会は開催が難しくなっています。特に大規模な国際学会ほど、開催が困難になっています。その中で、現地開催と Web 開催を併用した、ハイブリッド方式が増えています。

　この変化の潮流は非常に強いです。新型コロナウイルス感染症が収束した後に、従来の学会の方式に単純に戻ることはないでしょう。それは、Web 開催により一層スピード感が増しているからです。演題応募から採否の判断、そして発表までの時間軸が短くなっています。これは作業のデジタル化の恩恵です。この中で、学会における Late-breaking Session の役割が一層大きくなっています。

　一般演題の締め切り日を過ぎた後にデータが揃う研究の応募登録を受け付け、その演題を集中的に議論する特別枠が Late-breaking Session です。無作為化大規模臨床試験などの、意義の高い研究の発表のための場です。賢明な皆さんはご存じと思いますが、「締め切りに間に合わなかったので Late-breaking Session で行くぜ！」と応募すると恥ずかしい思いをします。ご注意ください。

Late-breaking Sessionでの発表に加え、さらにカッコ良いのが、発表同日の論文掲載です。この掲載医学誌がNEJM（New England Journal of Medicine）誌などであれば最高です。想像するだけで「ウットリ」します。

　Late-breaking Sessionでは、当日の発表が公表の最初の場面でなければなりません。発表者や共同研究者が結果を知っていることは当然ですが、事前に外部の者に喋ってはならないのです。国際学会では、Late-breaking Sessionの前日にプレス向け説明会が開催されます。報道各社は、その情報をもとに学術記事を準備しますが、報道が許されるのは発表後です。この情報統制がエンバーゴ・ポリシーです。学会発表・論文掲載のタイミングと報道掲載とのタイミングのずれを解消するためとされますが、学会の場を盛り上げる演出ともいえます。

　学会の話題の目玉となるような素晴らしい内容の発表者には、学会事務局からエンバーゴ・ポリシーについての説明がなされ、遵守が求められます。本番の発表の時まで、絶対に結果を伝えてはいけないのです。
　「エンバーゴ・ポリシーで申し上げられません」と答える必要に迫られる立派な研究者・医師に皆さんが成長されることを願っております。

猫さまには、エンバーゴ・ポリシーは無縁なのニャ。猫用のトイレはいつもキレイにしておくべし、これがニャンバーゴ・ポリシー！　絶対に守ってくれニャ〜。

(学会発表)

学会発表とカウンター鮨の
深い関係

　「学術論文を読むこと」と「学会発表を会場で直接聴くこと」の違いと意義について考えてみたいと思います。

　学術論文は、学術雑誌に投稿し査読を受けてアクセプトされたものが掲載されます。学会発表は、学会を運営する事務局に研究発表を申し込み、採択されたものが発表されます。権威ある学会、とくに国際学会で採択され、口頭発表することは賞賛に値する業績です。

　しかし、学会発表よりも学術論文のほうがアクセプトされるための苦労が大きいでしょうし、学術的な価値も学術論文のほうが高いことはもちろんです。学術論文の発表のほうが意義あるものであるのならば、学会の発表会場に出向いてライブで口頭発表をしたり、聴いたりする価値はどこにあるのでしょうか？

「へい！ いらっしぇーい！」

「よっ、大将も元気？」

「何かオススメのおいしい魚ある？」

「そうだねえ、今日はいいアジがあるねえ。そうそうトビウオもいいの
　　が入ったよ」

「いやぁ。ちょうどよかった。青身の魚が大好きなんだよね。まずは刺
　　身にしてくれる？」

「へい。よろこんで！」

　「鮨屋」では、このように板前さんと会話をすることが醍醐味です。楽
しい会話は食欲を増進させます。魚や料理についても教えてくれます。黙
って食べていては、鮨屋のカウンターに座った意味がありません。

　鮨は、酢を混ぜたご飯（シャリ）に魚（ネタ）が乗った食べ物ですが、
鮨を食うことは、シャリを食うことでもなく、ネタを食うことでもありま
せん。鮨を握る職人の生き様、これまで何を考え、どう握ってきたのか、
その握りを支える技術、そのすべてを楽しませていただくことです。

　街には「寿司屋」の新規開店が続きます。その多くは回転寿司です。大
量仕入れと冷凍保存により、良い食材を安く提供する。それが回転寿司の
宣伝文句です。一般的には、カウンターの鮨屋と回転寿司の違いは値段の
違いとされます。確かにカウンターの鮨屋の中には、不当に高額で二度と
足が向かない店も存在します。

　私の経験では、回転寿司でも美味しいものを食べれば必ずしも安くはな
く、カウンターの鮨屋にも妥当な価格の店は少なからずあります。回転寿

司と鮨屋の違いは会話を必要とするか、しないかです。

　皆さんお気づきかと思いますが、「すし」の漢字、自分としては会話しながら食べる店が「鮨」で、黙って皿を取って食べるのが「回転寿司」と捉えています。「回転鮨」は何かピンとこないのです。

　そうです。発表者の表情や口調、聴衆の人数や、学会会場の熱気などを直接感じることができるのが、学会発表を聴く醍醐味なのです。会場の空気を生で吸うものだけが感じ取ることのできる活きた情報です。学術論文のPDFからは得られないものです。発表に続いて質疑応答も楽しむことができます。発表者が答えに窮するような鋭い質問がとぶ光景は見どころです。まさに新鮮さが勝負です。

　コロナ禍の中で従来の対面型の学会が中止になり、オンライン開催が増えています。このような学会でも、双方向の活気ある会話を通じて、臨場感をいかに保つかが課題になっています。

　オンライン上の学会開催にも色々の種類があります。現地開催に加えてオンラインでの参加も可能なハイブリッド開催もあります。ZoomやWebex、Teamsなどのシステムを利用したLIVE形式で講演を行う場合や、オンデマンド配信で講演を行う場合など、さまざまな工夫がされています。

　ところかわって、クリニックでの診察です。

　診察でも、会話が大切です。医師と患者が向き合い、病状について、いつ頃から、どんな症状が、どんな風に出現してきたのかを訊きだすのが問診です。医療は、人と人の心が最も触れ合う世界です。言葉なしには成立

しません。会話をして情報を交換し、さらに感情を伝える。これは人間が他の動物と違い、人間である最大の特徴です。その面でも、学会発表は医療における情報伝達の本流であり続けることでしょう。

　今後インターネットがいっそう発展しても、学会発表の持つ意義には普遍性があるのではないでしょうか。

レオさまも、新鮮な美味しい刺身が大好きニャのさ！　猫同伴可能な鮨屋がニャいのが残念、一度行ってみたいニャ。

却下！　猫をつれて鮨屋にいったとしたら、どんな悪さをしでかすか心配で、シャリもネタも喉を通りません。

原稿の推敲を遂行して
発表に臨むべし

　私が初めて国際学会で発表したのは、医師になって5年目の1990年のことでした。

　急性心筋梗塞の再開通療法の手段として、t-PAを用いた血栓溶解療法とprimary PCIを比較した演題を米国心臓協会（AHA）年次集会に応募したところ、運良く採択されたのでした。それもポスター発表ではなく口述発表でした。ビギナーズラックだったのでしょうが、当時在籍していた北九州市の小倉記念病院で、発表に値する研究テーマと臨床データを解析するチャンスを得た幸運が最大の理由でした。

　今は、パワーポイントで作成したコンピュータ上でのスライドを用いて学会発表が行われます。本物のスライドを見たことがない若手医師も多いのではないかと思います。

長老が昔話をするようで恐縮ですが聞いてください。

　PCが普及する前の35mmスライド時代の話です。ちょうどフィルムのネガを1枚ずつ台紙にはめ込んだような形で、投影して発表するのです。そのスライドの作り方を説明しましょう。まず、手書きの元原稿を用意します。元原稿から、写植屋さんに画用紙サイズの厚紙に活字で写植スライド原稿を作ってもらいます。これを写真屋さんに依頼してカメラで撮影して、35mmスライドを作成します。通常のフィルムでは白黒が反転するので、リバーサルフィルムという特殊なフィルムで撮影します。発表がスライド20枚の構成ならば、同数の小さなカルタのような35mmスライドが出来上がります。これを、カルーセルという大きなドーナツのようなスライドトレイに、発表順に並べてセットします。スライド一枚の説明が終わるたびに、「次お願いします」といって、投影機のそばにいる人に合図を送り、次のスライドを送ってもらうのです。

　ここで大問題がありました。私は国際学会に、発表はおろか、聴講のために参加したことすらなかったのです。何とかスライド作成を完了し、読み原稿は暗記して、開催地のテキサス州ダラスに向かいました。会場では「speaker's ready room」でスライドをセットし、係員に預けます。発表前の極度の緊張感は忘れられません。逃げ帰ることを本気で考えました。

　その時、「speaker's ready room」で目にしたのは、発表直前まで読み原稿を推敲している、米国人の若手医師の姿でした。私からすれば、英語が母国語の彼に準備は不要のように思われました。しかし、読み原稿をしっかり作成し、暗記しているようでした。同僚や先輩と思われる医師たちに

対して、小声で予行演習しているのです。

　「もっとこう直したほうが良いぞ！」という感じで、やりとりが繰り返されていました。発表者の顔も緊張しているように感じられます。母国語で発表する者も緊張するのだとわかると、自分は少し解放されました。さらに、推敲に取り組んでいるのは1人だけではなく、同様の者が複数いることもわかりました。最後の最後まで、少しでも良いプレゼンテーションを行うために懸命であることが伝わってきました。

　日本よりも欧米では、学会発表の良し悪しやプレゼンテーション能力が、発表者の人生に大きな影響を持つのかもしれません。日本の学会会場でも、発表の質を高めるために最大限の努力を尽くす若手に出会うことを期待します。逆に発表の直前になってパワーポイントでスライドを作成する者も見かけます。もしかすると、35mmスライドの時代のほうが読み原稿の推敲に集中できたのかもしれません。直前になってスライドを修正することは絶対に不可能です。発表の場でのプレゼンテーションの質を高める以外の選択肢はないのです。何時でも修正できるという気持ちが甘えを生じさせるのです。

　また、昔話をしてしまいました。とにかく「推敲の遂行が鍵」ということです。

昔話を聞くと眠たくなるニャ。35mmスライド映写機の時代は部屋を真っ暗にして発表が行われたから、皆さんお眠りであったようですニャ。

学会発表

京都の老舗に
コロナ対策を学ぶ

　新型コロナウイルスに振り回された2020年、2021年でした。コロナ前と比較すると、わずか2年で驚くほど多くのことが変化しました。医学界もご多分に漏れず、特に学会の在り方は大きく変化しました。

　これまでは、世界各地で開催される国際学会が大きな意味をもっていました。私が属する循環器領域でいえば、代表的な国際的学術集会として、3月のACC（アメリカ心臓病学会）、8月末のESC（欧州心臓病学会）、11月のAHA（アメリカ心臓協会）などが挙げられます。国内では、JCS（日本循環器学会）はアジアを中心とした海外からの参加も多く活気があります。これらの学会は数万人の規模で、多くの医師・研究者が演劇一座の巡業のように開催地を転々と移動していたのです。

　2020年も2021年も、現地での対面の集会ではなく、すべてがオンラインでの開催となりました。するとその良さもわかってきました。パソコンの画面を通じて自室から参加することが可能となり、時間的・空間的な制約

もありません。参加のために長期間の休みをとる必要がありません。何よりもスライドが見やすいです。

　新型コロナウイルス感染症の拡大は大変なことですが、それはチャンスでもあります。平時において変革していくには時間が必要ですが、危機や困難は変化を加速させ、その変化を容認することを容易にします。COVID-19がなければ「学会をインターネット上でWeb開催するぞ」と言ったところで相手にもされなかったでしょう。それが、わずかの期間で皆がZOOMの操作に習熟するまでに普及したことも事実です。驚くべきスピードです。慣れない最初は失敗することもありましたが、今では皆さん上手に操っています。「習うより慣れろ」とは良く言ったものです。

　従来の対面での集会には、オンラインでは補うことできない良さがあることも事実です。しかし、COVID-19が収束したとしても、学術集会が元に戻ることはないでしょう。COVID-19がわずかな期間で世界中に広がったのは航空機の利用によって人の移動が活発化したことに関連していることは明白だからです。医療関係者が感染症拡大の原因となることは避けねばなりません。新型コロナウイルス感染症の出現を嘆き悲しみ、元通りの学会の復活を願うことは得策ではありません。新たな学術集会の在り方を考えていくことは喫緊の課題です。

　先日、テレビ番組で京都の老舗が紹介されていました。

　「変わることなく守り通してきたからこそ、江戸時代から店舗が維持できたのですね、素晴らしいですね」

司会者が店主をこのように紹介しました。チャラチャラしたお笑い芸人が、アポなし突撃取材するという今風の安っぽい番組です。登場した穏やかな雰囲気の主は、「ちゃいますな」と切って捨てました。

　何事にも本音を感じさせない京都人としては珍しい断定的な否定でした。変化することができなかった店はすべて潰れてしまったのだそうです。特に明治維新後の東京遷都が京都にとって最大のピンチで、バタバタと閉店を与儀なくされたのです。今も続く老舗というのは、フレキシブルに時代に合わせて変化してきたからこそ継続しているのです。京都における老舗とは、保守性の真逆で柔軟性の証なのだと、反論したのです。

　若手芸人は直立不動で聴いておりました。自分も頭を殴られたような衝撃を受けました。自分は、京都の老舗は変化を忌み嫌う保守の権化であると信じていたからです。柔軟に変化していくことが大切なのです。

　猫の身体は非常に柔軟性が高いことはご存じと思います。関節が緩やかで、筋肉や靭帯も柔らかいので可動範囲が大きいです。小さな鎖骨は靭帯で強固に繋がっておらず、人間でいうといつも肩が外れている状態です。そのため肩幅をとても小さくすることができ、身体で一番幅が広く調整不可能な頭より大きな空間は自由に通りぬけることができます。

　猫は、京都の老舗以上に柔軟性の権化なのです。何事においても猫は師匠と崇めておりますが、新型コロナウイルスへの対応も完了しているようです。あらためて入門します。弟子にしてください。

身体の柔らかさだけは誰にも負けニャいのが猫ニャのさ！レオ様の自慢は柔らかな肉球だニャ。獲物にそっと近づくために音を立てずに移動できるんだニャ。エッヘン！

私も年齢とともに体がどんどん固くなってきます。身体の柔軟性でも猫に入門します。

お薦め映画 その4

パッチ・アダムス (原題　Patch Adams)

監督：トム・シャドヤック
出演：ロビン・ウイリアムズ、モニカ・ポッター

　1998年製作のアメリカ映画です。実話をもとにした感動ドラマです。町医者として患者を無料診療したハンター・アダムスを描きます。「笑い」で心を治療するアダムスの精神を見事に映画化しています。この映画を観ると「病は気から」の言葉を実感します。アダムスは、まだ医学生で医師免許もないのに無料診療所を開いたということで、退学処分の審議が開かれました。この広聴審議会で傍聴席にいる人々に向かって語るシーンも素晴らしいです。大学病院で医学生の指導にあたる立場の方々には必見の一作です。

（Next⇨142ページ）

AFIRE試験を
複数形で祝福しよう！

　世界中の医学雑誌の中でも頂点に位置するNEJM誌にも、日本からの臨床研究が紹介されています。その名は「AFIRE試験」です。2019年9月2日、フランスのパリで開催されたヨーロッパ心臓病学会（ESC）の満員のHot Line Session会場で発表されました。同時にエンバーゴが解除されてNEJM誌掲載となりました（Yasuda S, et al. N Engl J Med 2019; 381: 1103-1113）。

　エンバーゴの意味を知りたい方は、「エンバーゴ・ポリシーで言えませんと言ってみたい！（p.98）」を参考にしてください。

　その内容を簡単に紹介しましょう。

　心房細動を合併した安定冠動脈疾患では、これまでは複数の抗血栓薬が必要と考えられてきました。この研究は、むしろ薬剤を減らして単剤とする治療のほうが、心血管イベントの発生を増加させることなく、出血性イベントを有意に減らすことを明らかにしました。

病態に応じて複数の薬剤を組み合わせることで、濃厚な治療になりがちな中でも"薬剤を減らす"という選択肢の意義を証明したのです。

　この研究の素晴らしい点は、数多くの医療機関による All Japan 体制の結果として成果が得られたことも挙げられます。発表会場では、満場の拍手が贈られました。私自身も、パリの会場で快挙の場に立ち会った瞬間の高揚感と、日本人としての誇らしい気持ちを忘れることができません。

　座長の先生の第一声は「Congratulations!」で、その後のディスカッションでも「Congratulations!」が飛び交っておりました。

　ここで注意すべきは、Congratulation が複数形であることです。「コングラッチュレーション！」と叫びたくなりますが、コングラッチュレーション"ズ"が正解です。単数形では単に「祝い」という意味になり、複数形にすることではじめて、「おめでとう！」と祝福の気持ちを伝える言葉になるそうです。正しい英語を使いたいものです。

　さらには、「Congratulations!」は、同じ「おめでとう！」でも、努力の対価として得られた成果を祝福する際に用いる言葉で、大学受験合格・就職・昇進などの場面で使うのが適切な言葉です。この「AFIRE試験」は、研究の立案から遂行、そしてNEJM誌編集部の厳しい査読、これらすべての難題を克服した成果ですから、まさに「Congratulations!」が相応しいといえます。

　「新年おめでとう！」「誕生日おめでとう！」などは季節が巡れば自然とやってくる事象ですから、「Congratulations」は使わないようです。この

場合は「Happy」が使われます。「Happy New Year!」「Happy Birthday!」です。

　結婚の祝福は複雑です。男性には「Congratulations on your wedding」を、女性には「Happy Wedding」を使うそうです。伝統的に結婚は男性が積極的に働きかけて成就されるもので、Congratulations を女性に使うとガツガツと婿探しをしたというイメージに繋がるそうです。女性活躍推進とダイバーシティが叫ばれる今も正しいかどうか自信ありませんが、そのように教えられた記憶があります。

　この世で、最も努力や苦労という言葉とは無縁の世界にいるのが、ノウノウと暮らす家猫です。猫は気まぐれで気難しく、風来坊で横着です。我が家の愛すべき猫さまも勤勉とは無縁の生き物です。「びよーん」と尻尾を伸ばしたまま、日当たりの良い場所で寝て過ごします。野生ネコのように身体に尻尾を巻き付ける緊張感はありません。思わず尻尾を踏みつけそうになります。

　一度だけ思い切り踏んでしまったことがあるのですが、悲鳴を上げて1ｍ以上も飛び上がった猫さまの姿は忘れられません。「足元に注意」です。これは「Watch your step.」です。日本人的にはなぜstepがstepsではないのか気になるところです。本当に英語は難しいですね。

　最後に改めて、「AFIRE試験」に関与した皆様に心から祝福と敬意を表します。
　「Congratulations!」

尻尾を踏みつけられたときは痛かったニャ。けど、すぐに忘れてしまって恨みに思わニャいのが猫ニャのさ。

ごめんなさい、本当に申し訳ございませんでした。

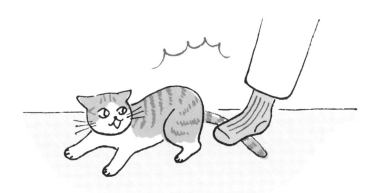

英語落語と
ノーベル賞受賞記者会見の関係!

　「セレンディピティ（serendipity）」という言葉を耳にしたことがありますか？

　「予測していなかった偶然によってもたらされた幸運」を意味します。日本語訳として「偶察力」とされる場合もありますが、確固とした訳語はありません。「セレンディピティ」として広辞苑にも載っているので、日本で浸透している英単語といってもよいでしょう。

　この言葉は、ノーベル賞の受賞記者会見などで用いられるのが定番です。科学の世界では、大発見は偶然からもたらされることが多いようです。失敗してもそこから何かを学び取ることができれば成功に結びつくという、科学的な大発見を説明するエピソードとして語られるのです。この偶然の中には、研究そのものだけでなく、研究テーマとの出会い、指導者との出会い、同僚やライバルとの出会い、これらすべてが含まれます。

こんな私にも、なかなか眠れない夜があります。翌日のことを考えて、「早く眠らなくては」と焦れば焦るほど目が冴えてしまって眠気から遠のきます。ここで、眠ろうと努力することは得策ではありません。気を楽に保ち、できるだけ何も考えずにリラックスするのがよいでしょう。

　私は、ポッドキャストで英語論文の読み上げを聴くこともあります。ポッドキャストについて知りたい方は、「寅さん映画で外国語ペラペラ (p.24)」を参考にしてください。

　今回の入眠作戦は、英語で落語を聴くことです。YouTube には数多くの英語落語がアップされています。英語で知っている定番の落語を聴くと面白いです。英語で聴いてもつまらないのでは？　と思われるかもしれませんが、これが驚くほど笑えます！

　落語で描かれる舞台は、庶民の日常の暮らしです。英語落語に出てくる英語表現や英単語は、日常生活で使われる分かりやすいフレーズがほとんどです。英語の勉強と気合を入れることなく自然に意味が通じ、ほどよく入眠できます。

　贔屓の落語家は、桂 三輝です。これで、「かつら さんしゃいん」と読むところが小粋です。両親はスロベニア人で、カナダのトロント大学で古典演劇を学び、日本の能楽にも興味をもち来日したそうです。その後に、上方落語会初の外国人噺家として活動するようになります。英語も早すぎず、遅すぎず、聞き取りやすく勉強になります。何より面白いです。YouTube には多く挙がっています。皆さんも一度、試してみてください。この場合には、面白いので入眠することなく聞き入ってしまう危険もあります。

定番中の定番の「寿限無」を英語で聴くことにします。子ども可愛さの
あまりに「いつまでも元気で長生きできるように…」と縁起のいい名前候
補を集め、なんとそれを全部名前に付けてしまったのです。幸福（寿）が
限り無いの意味のめでたい話で「寿限無」ですが、英語の題目はなぜか
「Long name」です。

　落語の中で、子供の名前は「寿限無寿限無　五劫の擦り切れ　海砂利水魚
の水行末　雲来末…」と続きます。寿限無の英語落語にも、数多くのバー
ジョンがあり、Long name を「ジュゲム・ジュゲム…」とそのまま発音する
ものもあれば、英語での縁起良い言葉を集めて繋げるという意訳バージョ
ンもあります。その日は意訳バージョンでした。「Happiness, Lucky…」と
続き、その終盤に出てきたのが「Serendipity」です。なるほど、英語版の
寿限無には、セレンディピティか、フムフム。

　妙に頭が冴えてきて入眠作戦は大失敗です。そのうえ、眠れないでいる
飼い主の状況を察知したのか、便乗して猫が布団に乗っかってきました。
自分にとってのセレンディピティは、この猫との偶然の出会いに違いない
と確信しました。
　ちょうど自分の内臓部分あたりに乗ってこられると、とても重く息苦し
いのですが、モゾモゾするとどこかにいってしまうので、不動の姿勢で耐
えることにします。甘美な苦難です。ノーベル賞受賞の記者会見とは雲泥
の差ですが、セレンディピティという言葉を使ってみたくなった自分でし
た。

レオにとっては、飼い主との出会いが「セレンディピティ」だニャ！

 何と嬉しいお言葉、涙が滲んできます。

問わず語り

パキスタンを訪問して感じたこと

私は、循環器内科医で虚血性心疾患へのPCI施行などについて専門としてきました。その活動の中で、発展途上国といわれる国々での学会に参加したり、実際のPCI治療の現場に携わったりすることもあります。

お釈迦さまが雲の上をお散歩されておいででした。ここは天国、楽園の世界です。

「おや、蓮の花の色が少し悪いな」

お釈迦さまは、極楽池のほとりで足をおとめになりました。例年あざやかな花を咲かせ天国をいろどる蓮の花弁の色がくすんで見えたのです。これは一大事です。そこで会議を開催することになりました。「天国蓮の花インターベンション・ワークショップ」です。

天国中のお釈迦様や、如来様、神様が大集合して極楽池の蓮の色について話しあいました。

ふと、雲の切れ目から下を覗くと地獄が見えます。血の池地獄では群集が溺れかけています。閻魔大王が人を喰っているのも見えます。しかし、そんなことには関係なく話しあいはつづけられました。

これは、私が、パキスタンのラワルピンジという街で開催された「パキスタン・インターベンション・ワークショップ」に参加した際の感想を、物語風に陳述したものです。ラワルピンジは首都イスラマバードに隣接する街です。その街のパキスタンの軍隊がもつ病院を会場に開催されました。その病院のカテ室で行われるPCIライブと、海外から招聘した著名な医師による講演が組み合わされたプログラムでした。参加者は200〜300名ほどで、パキスタンで心臓治療に関わる医師のほぼ全てが集まっているとの説明でした。

カテ室は2室あり、機械はフィリップス社とシーメンス社の最新鋭の機種が各々に設置されていました。高性能で日本の病院となんら遜色はありません。また、ステント、バル

120

ーン、ガイドカテーテル、ワイヤー
なども各社のあらゆる商品が備えら
れていました。現在日本で使用可能
なものはもちろんのこと、ヨーロッ
パや米国で使用されているもので評
価の高いステントは全種類あり、ロ
ータブレータもありました。本邦で
は使用不可能な、抗血小板薬のレオ
プロも使用可能でした。

　つまり、世界の最先端の医療が行
われていたのです。さすがに放射線
治療や遺伝子治療はできませんが、
日本の市中病院で可能な治療で、こ
のパキスタンの病院でできないこと
はありません。パキスタンの医師た
ちも欧米で教育を受けた人も多く、
国際学会にも頻回に参加しているの
で知識も最先端です。

　私自身、パキスタンについての知
識がほとんどない状態で訪問したの
でこれは大変な驚きでした。正直い
って、もっと遅れた医療が施行され
ていると考えていたからです。この
点については、自らの考えを改める
と共に、パキスタンの方々に謝らな
ければなりません。

　しかし、３日間続く会に参加する
うちに何か変なものを感じるように
なりました。その変な感じを表現し
たのが、冒頭に書いた「お釈迦さま」
の話です。

　街にはストリート・チルドレンが
あふれています。日本人は金持ちと
思われているのか、物乞いの子供た
ちが群がってきます。道路もほとん
どが舗装されておらず、街は不衛生
です。地方から都市部に人口が集中
してきているためスラム街が形成さ
れています。その中では日常の風邪
や、下痢でも命を落としている子供
や老人も多くいるはずです。

　私たちを市内見物に案内してくれ
た現地のガイドさんは、弟が心臓の
病気で14歳のときに亡くなったそう
です。しかし、ライブが行われた病
院で治療を受けることは考えられも
しないことだったそうです。為すす
べもなく死んでいったのです。その
ガイドの方は、パキスタンでは中流
以上の生活をしている人のはずです
が、その病院にかかることはできま
せん。ほんの一握りの金持ちと権力

者だけが受診し、先端医療を享受できるのです。

パキスタンの一般の人々から見れば、その最先端の医療設備をもった病院は天国の雲の上と同じで、自分が立ち入ることのできない世界なのです。さらに、その病院のなかで、「インターベンション・ワークショップ」と称して各種ステントの良し悪しや、PCIでガイドワイヤーを順行性に進めるか、逆行性に進めるかを議論しているのは、蓮の花の色についてお釈迦さまが議論するかのような無縁の世界です。

客観的にはパキスタンの全国民の健康を考えれば、インターベンションよりも公衆衛生の方が重要で効果が大きいでしょう。しかし、これは私個人が立ち入ることのできない問題です。パキスタンの金持ち相手に医療をしている医師たちも、心の中では国を憂い、真の医療の必要性を感じていることでしょう。批判するのは簡単ですが解決するのは困難です。

一方、国民皆保険のもとで高度医療による長寿を謳歌する日本は、パキスタンの人々からすれば本当に天国がこの世に具現化した国に思えることでしょう。

パキスタンから帰国して、随分と時間も経ちました。日常の忙しさに戻り徐々にパキスタンでの感慨も薄れつつあります。しかし、パキスタンで見た物乞いの子供たちの瞳が美しく輝いていたことは覚えています。その子供たちが、パキスタンの将来を自分たちで切り開いて行くことを願うばかりです。

その他
関連知識

バビル2世とEBMの
深い関係を知っていますか？

　オヤジギャグとカラオケでのアニメソング歌唱がやめられません。嫌われるとわかっていても、若手医師から総スカンをくっても、やめられません。オヤジギャグは思い浮かんだら言わずにはおれません。アニメソングの十八番は「バビル2世」の主題歌と、タイガーマスクのエンディング曲「みなし児のバラード」です。昭和時代に少年期を過ごした皆さまには共感をいただけるものと思います。今回は、医療関係者としてぜひ知っておくべき（？）ウンチクとして、EBMと「バビル2世」の深い関係を紹介します。知らないと某番組のおかっぱ頭の女の子（5歳）に「ボーっと生きてんじゃねーよ！」と叱られます。

　バビル2世は、バビルの塔に住んでいると主題歌にも歌われています。本来のマンガのタイトルは「バベル2世」の予定であったのが、当時の編集担当者が予告を打つ際に誤植のまま進めてしまい、「バビル2世」になったという逸話があります。そのまま「バビル2世」で続いているのは、昭

和という時代の寛大さでしょうか。ここからは「バベルの塔」として記したいと思います。

　旧約聖書に記されたバベルの塔について要約します。大洪水の後、ノアの子孫である世界中の人々は、同じ言語を話す1つの民族であったそうです。神が作り出した石や漆喰ではなく、人造物として作り出したレンガやアスファルトを用いて、天国へ続く超高層の塔を築きはじめたのです。その様子を見ていた神は人間の結束力と能力を危惧し、言葉を混乱させその企てを阻んだのです。神がバベルの塔計画を挫折させたのは、言葉によって人と人が繋がるパワーを知っていたからかもしれません。

　言葉を混乱させる＝多言語化という罰が与えられ、多種多様な言語が登場しました。日本語・英語・中国語・フランス語・スペイン語・アラビア語…挙げればきりがありません。言語が統一され続けていたならば、多少の文化の違いはあっても、現在ほど戦争や対立は生じていないのではないかと思われます。

　神が言葉を乱したことによって、戦争が続き混乱を招いたのがヨーロッパです。ドイツ、フランス、イギリス…お互いにどれだけの血を流しあったでしょうか。EU（欧州連合）は、通貨や経済の垣根を取り払うことからヨーロッパの連帯を取り戻そうという活動です。
　そのEUの議会の建物は、フランスのストラスブールにそびえるルイーズ・ワイスビルという近代建築です。16世紀の画家ブリューゲルの描いた「バベルの塔」を想起させるものです。そうです、いくつもの言語にわかれ、そして互いに、いがみあう欧州の統一をもたらそうというコンセプト

がこの建築に込められているのです。奥深いですね。

　イギリスがEUを離脱しました。この蘇ったバベルの塔の議会棟は、EUの崩壊を暗示しているという辛辣な意見もあります。ますます奥深いですね。

　学問の世界では、統一した言語として英語への集約が完了しつつあります。神は、英語を母国語とする者には軽微な罰しか与えず、日本語を母国語とするわれわれには厳罰を与えたのです。神の試練に感謝できるほど人格が完成していない私としては、この不公平さを嘆かずにはおれません。「日本人がバベルの塔建設を提案したわけではない」と言いたくなります。研究論文だけでなく、英語を使う地域での症例報告や薬剤の副作用情報などは共有されやすく、英語が母国語でない地域の情報は無視されやすくなります。これを「バベルの塔バイアス」と呼ぶ場合もあるようです。

　人工知能（AI）による翻訳の精度が急速に進化しています。日本語で書いた論文も瞬時に翻訳してくれる世界が目前に迫っているのです。英語が苦手な日本人にとっては朗報ですが、それを知った神は新たな罰を与えるかもしれません。その罰が、医師不要時代の登場であるかもしれません。神さま、お手柔らかにお願いいたします。

そうか、沢山の言語を人間たちが使うのは神の罰だったのニャ。俺たち猫は、ニャンコ語で全世界が統一されているのさ！　世界中のどこでもペラペラだニャ。

シランを知らんと知らんよ！
新薬開発の潮流を薬剤名から知る！

「肉納豆」

この言葉から何を連想しますか？

これを聞いて、すぐに「ワルファリン」を思いつく方は素晴らしいです。

ワルファリンはビタミンKに拮抗して作用する薬剤です。ビタミンK依存性凝固因子は医師国家試験の頻出課題です。これを記憶する呪文が「肉納豆」で、「2・9・7・10」の4つの番号の凝固因子が該当します。この語呂合わせは、納豆というワルファリン使用者には薦められない食品も記憶できることが長所です。

　私が医学生であった30年以上も昔から、このような語呂合わせはたくさんありました。β遮断薬は交感神経を抑制しますから、脈拍が遅くなります。「プロプラノロール」という代表的なβ遮断薬を記憶するために、「プ

ロプラノロール」は、プロプラノーくなると覚えなさいと、薬理学の講義で聞いたことが妙に頭に残っています。確かに、脈がノロくなるので、「〜ノロール」を「〜ノローく」と変換するとピッタリきます。現在も「カルベジロール」や「ビソプロロール」などのβ遮断薬をしばしば処方します。どのβ遮断薬も語尾に「〜ロール」とあるのはなぜでしょうか。

　薬剤の名前に共通点が多いことには皆さんお気づきでしょう。このように薬剤名の根幹となるものを「ステム（共通語幹）」といい、「stem：幹・茎」に由来します。カルシウム拮抗薬のステムは「〜ジピン」です。ニフェジピンやアムロジピンなどが思い浮かびます。

　プロトンポンプ阻害による抗潰瘍薬では「〜プラゾール」です。分子標的薬として注目される、モノクローナル抗体薬は「〜マブ」で、抗悪性腫瘍剤のリツキシマブなどがあります。ステムは、世界保健機関（WHO）によって、医薬品の化学構造や標的分子および作用メカニズムなどに基づいて定義されます。

　今、一番の話題は「〜シラン（siran）」をステムに持つ薬剤です。シランはsiRNAからの造語でsmall interfering RNAを意味します。この薬剤は遺伝情報に関係するRNAがターゲットです。

　ゲノム（全遺伝情報）はDNAの塩基配列として記録されています。これがメッセンジャーRNA（mRNA）に転写され、タンパク質に翻訳されます。このDNA→mRNA→タンパク質の流れを、セントラルドグマといい分子生物学の根幹とされます。この過程のどこかを妨害すれば、遺伝子が機能しなくなるはずです。

　標的タンパク質のmRNAに対して相補的な塩基配列をもつ一本鎖RNA

（アンチセンス鎖）と、その逆鎖である一本鎖RNA（センス鎖）からなる短い二本鎖RNAで、RNA干渉を誘発します。

RNA干渉とは、RNAどうしが邪魔し合って働かなくなるようにする技術で、標的タンパク質の発現を抑制し、治療効果を発揮します。病気の原因となる遺伝子の発現を封じ、疾患の発現に関わるタンパク質の合成を抑制することができれば、医療は一変する可能性があることは理解できると思います。

抗体医薬品がタンパク質をターゲットにするのに対し、siRNA医薬品は、その上流のRNAをターゲットにします。

アミロイドーシス治療薬のパチシラン（patisiran）、脂質異常症へのインクリシラン（inclisiran）をはじめとして、「〜シラン」という薬剤は目白押しで開発が進行しています。siRNA医薬品を含む核酸医薬品は、100種類以上の薬剤が開発の俎上にあり、この流れに日本の製薬企業が乗り遅れていることは懸念材料です。皆さん、「〜シラン」を知らんのは残念です。

語呂合わせから始めた話が、世界の新薬開発の潮流を紹介する方向にそれてきました。パソコンに向かって真面目に原稿を打っていると、猫がすり寄ってきて邪魔をします。膨大な記憶を要する医師国家試験対策では、語呂合わせがありがたいです。

語呂合わせよりも、もっと素晴らしいのは、猫さまが発するゴロゴロ音です。摩訶不思議な音で、ゴロゴロと鳴らしている猫の首元に耳を寄せると振動しているのがよくわかります。これは猫と暮らす醍醐味で、まさに究極のゴロ合わせです。この至福を「〜シラン」のは残念すぎます。

薬の開発も進歩していくんだニャ。俺には「シラン」ことだニャ。

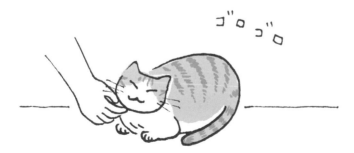

叱る人・褒める人を見極めるべし！

　どんな場面でも、自分が対峙すべき相手を見極めることは大切です。最初にボタンを掛け違えると修正は困難になります。研究活動や論文執筆に取り組む若手医師の指導の場においても、叱って伸びる人なのか、褒めて伸びる人なのかを間違えてはいけません。

　褒めることは、ポジティブなコミュニケーションです。叱ることは、ネガティブなコミュニケーションです。

　一見、気弱にみえても強く指導したほうが良い結果をもたらす人もいます。陽気で打たれ強い雰囲気を振りまきながら、心が折れやすい人もいます。これを見極めるのが指導者の才覚です。同じ人間でも、状況に応じて「叱る」「褒める」を使い分ける必要もあります。叱って、褒めて、優秀な部下を育てていきたいものです。

　特に、叱ることは、エネルギーも要りますし、上司としては抵抗もあり

ます。しかし、相手の成長を願えば、叱ることはとても大切なことなのです。

　毎日の診療の場でも、この見極めを迫られるのではないでしょうか。

　「検査の結果はどうでしたか？」
　「大丈夫です。何も心配ありません。安心してバリバリお仕事を頑張ってください」

　ある日の診察室での患者さんとの会話です。不安気な表情からパーッと明るい笑顔になりました。
　「ありがとうございます。急に身体が軽くなったように感じます。検査してもらって良かったです」

　40代の働き盛りの会社員の男性です。動悸と息切れを主訴に来院しましたが、重症感はありません。心機能も良好で、運動負荷心電図や画像検査なども異常所見はありません。仕事上のストレスも大きい世代です。疲労が重なり健康上の不安を感じたのかもしれません。「心配なし」との説明に、つき物が落ちたかのように晴れ晴れした様子です。

　検査の結果で異常所見のある患者への対応は、ある意味で単純です。必要な検査を追加し診断を確定し、治療方針を立て実践します。病気に戸惑い悩む患者さんへの配慮は必要ですが、ベテランの医師でも新米の医師でも方向性は同じです。

医師にとって力量や経験が問われるのが、明らかな疾患のない場合の対応です。本当は悪くない方は、先ほどの症例のように、「心配なし」と言って欲しい人と、逆に適度に病人にしておいて欲しい人の２つに大別されます。後者のタイプの方に「異常なし」と強調するのは良い結果をもたらしません。無理にでも病名を付け、何かしらの弱い薬剤を処方したほうが丸くおさまる場合も多いのです。

　心因的な側面も大きいとは思いますが、病人であることによって職場や家庭でのストレスから解放され、他人に甘えることができるのです。「褒める」と「叱る」とは、少し違いますが、この両者のバランスが重要である面は共通です。

　異常なしと宣言すべき患者なのか、訴えに共感して病人気分を容認してあげるべき患者なのかを、正しく見極めるのが医師の腕の見せ所です。本書の読者に医師の方がおられましたら、同意してくださるものと思います。

　「褒める」と「叱る」のバランスが大切なのは人に対してだけではありません。猫に対しても、良い行動はしっかり褒め、悪い行動はしっかり叱る。これが大切です。

　猫に対しても上手に叱ることが必要な場合もあります。ゴミ箱をひっくり返したり、植木鉢を倒したり、手に噛みついたりと、猫は悪さをするために生きています。悪いイタズラには、ダメなことだと伝えておく必要があります。猫のしつけ方にはコツがあります。猫を叱るときは、「その場ですぐに」が鍵です。時間が経ってから叱っても、猫は何のことだか理解できません。

我が家の猫は褒めて伸びるタイプであると私は見極めています。猫バカの自慢話です。猫には撫でられると気持ちいい部分があります。「いい子だね」と褒め言葉をかけながら喉の下や耳の後ろを左手で撫でながら、右手の人差し指1本で原稿を打っています。パソコンのキーボードの横に猫がいます。ゴロゴロ喉を鳴らしています。うーん、可愛すぎます。

猫がイタズラするのも理由があるんだニャ。飼い主に構ってほしくて、飼い主の気を引くことをしたくなるのニャ。

1年間かけて、ソファをボロボロにしてくださり、ありがとうございます。これからも作業の継続をお願いいたします。

論文執筆した若手医師には
超特急対応で応援だ！

　初めて何とか英語で書いた論文原稿を、指導してくださる先輩医師に手渡した時の緊張感は今も忘れられません。論文といっても症例報告です。興味深い経過をとった担当例があり、症例報告したいと志願したのです。先輩医師もサポートを快諾してくれました。１日に１行書くことを自らへの課題として執筆しました。英語を書くのは大変な苦労を伴います。

　「なるべく早く目を通しておくから」
　先輩医師はそう言って原稿を受け取ってくれました。その10分後に廊下で出会った時には、もう修正を完了した原稿が返ってくるのではないかとドキドキしている自分がいました。
　その翌日の朝です。

　「少し手直ししておいたからね」
　「ありがとうございます」

見事に赤ペンが入り、ことごとく修正されています。私の書いた英語らしきものは、すっかり英語に変身していました。論旨も明確になり、何より半分近くに短くなっています。疑問点やコメントも記されています。何と、24時間もかからずに返ってきたのです。

　そんな短時間で完了する修正作業でないことは明白です。昨夜は遅くまで、もしかすると徹夜で読みこんで修正してくださったのかもしれません。ありがたいことです。私もこのスピード感に応える以外にありません。

　翌朝には、再修正版の原稿を手渡しました。何度かのやりとりの後に、完成版ができあがり、投稿です。メールが普及する前の時代ですから、国際郵便での「submission：投稿」です。ちゃんと届くいてれよ！　待つこと1ヵ月半、「revise：修正」の返事でした。

　この返事が届くまでの時間は、無限にも感じられました。「reject：却下」でないだけでも感謝すべき祝報なのですが、当時の私は、修正すべきという編集部からの返答に憤っていました。若さゆえと恥ずかしく思い起こされます。

　ここからの修正作業にも先輩の力添えをいただき、見事に「accept：採択」され、「publication：出版」されました。紙媒体として届いた英文の別刷を見た時の感激は言いようのないものでした。「author：著者」としてローマ字で書かれた自分の名前が輝いているようでした。

　人生の紆余曲折を経て、不思議なことに今では若手医師から論文原稿を手渡される立場になりました。手渡しではなくメールですが、その若手の心情は痛いほど伝わってきます。自分が受けた先輩からの御恩を、次世代

の医師に返さなければなりません。最優先事項として手直し作業に着手します。24時間以内は無理でも、数日内には修正したものを返却したいところです。

　とくに初めての英語論文の執筆者には、超特急のレスポンスが肝要です。ここで待たせるようでは、育つべき人材も芽が出ません。待たせてはいけません。人間は期待して待つときには時間を長く感じます。

　論文を医学雑誌に投稿してから、返事が来るまでの時間も長く感じます。待つことが苦手なのは洋の東西を問わないようです。世界中の医学雑誌の中でも頂点に位置するNEJM誌は、「reject：却下」の場合には1週間以内で返答があります。たとえダメでも短時間で決着するのならば挑戦してみようと、良い投稿が集中する仕組みです。膨大な投稿量の論文を読みこむ編集部の医学的な判断力は賞賛に値します。

　誰でも待たされることにはイライラします。病院を受診する際にイライラしながら待っている人は大勢います。部下からの報告を待ってイライラしている人もいます。論文、それも英語論文を執筆しようという者には、イライラ感を持つことが無いように応援してあげたいものです。

　イライラせずに待つことができる素晴らしい生き物が猫さまです。いつも慌てず泰然自若としています。野生時代の猫は獲物を確実に捕まえられるように、機会をうかがってじっと待っていたそうです。
　飼い猫は、飼い主を待っていれば期待に応えてくれることを知っています。遊んでほしい、甘えたい、キャットフードが欲しい、いろいろの期待

で一杯です。上目遣いにいじらしい姿で待つ猫には、つい優しくしてしまいます。では、猫に邪魔される前に、若手の英語論文の修正作業に取り掛かることにします。

医学雑誌に名前が載ったときのうれしさは猫にも伝わってくるニャ！ おめでとうニャ。

ありがとうレオ！「チュール」を献上します。

新型コロナウイルスの鎮静化の鍵を
歴史から学ぶ

　この原稿を執筆している2021年7月には、新型コロナウイルス騒動は収束の気配がなく、感染拡大防止のために精一杯の対応が続いています。緊急事態宣言の解除のめどが立たない地域が多く、渡航制限があり、商店街や飲食店はガラガラで、イベント中止が相次いでいます。

　この文章に皆さんが目を通している時には良い方向に向かっていることを願うばかりです。

　対策として、ワクチンや抗ウイルス薬の開発が急ピッチで進んでいます。21世紀の現代においても、患者を隔離し他人との濃厚接触を避けるという、旧知の公衆衛生学的な措置が感染予防の中心となっています。現在もなお通用する方策を見出した先人の知恵には感服するばかりです。

　ところで、「Quarantine」という言葉を知っていますか？

疫病の侵入を防ぐための検疫のことを、英語でクワランティーン（quarantine）と言います。海外旅行をする際には、このquarantineは必須の英単語です。海外から持ち込んだ植物や野菜などの検査も、人間がウイルスに感染してないかの確認もquarantineです。イタリア語由来で、元の意味は「40日間」です。イタリア語で数字の40をクワランタ（quaranta）ということからも類推できます。

　ヨーロッパでは14世紀にペスト（黒死病）が一気に拡大し、人口が約3割も減ったと言われます。ペストはペスト菌という細菌で伝染します。ペスト菌はネズミが保菌宿主となり、ネズミの血液を吸ったノミが媒介します。そのノミが人を咬んだとき、人にペストを伝染させるのです。ペストを発病すると全身の皮膚の紫斑・壊死を来たし敗血症で死にいたります。黒死病と言われる理由はここにあります。

　ヴェネツィア共和国では、流行している地域からの船舶を、ペストの潜伏期間である40日間にわたり港外に強制的に停泊させ、ペスト感染者が発生しないことを確認してから上陸させる措置を行いました。このように検疫の語源は、ペスト流行期の隔離政策に由来していることは知っておくべき知識です。

　さらに、旧約聖書の「ノアの方舟」も興味深いです。神は、ノアに洪水の到来を告げ、方舟の建設を命じました。巨大な方舟を完成させ、ノアは家族とすべての動物のつがいを乗せます。洪水は40日続き、地上の生き物を滅ぼします。水が引いた後にノアは人類の新たな始祖となった、これが伝説のあらすじです。

　「伝説ではなく実話である」と信じる方もいるようですが、ここで驚く

のは「40日間」が登場することです。方舟の真偽は別にして、災いや疫病から逃れ、生き延びるためには、40日間が鍵となる時間であることを人類は紀元前から知っていたのです。知っていたのではなく、人類の滅亡を覚悟する疫病の流行によって、脳裏に叩き込まれたのかもしれません。

　話は再び700年以上も昔のペストの時代です。14世紀は、猫にとって暗黒の時代でした。中世ヨーロッパは魔女狩りの時代です。別に魔女と疑われたのは女性だけではありません。なんと猫は、魔女の使いとされ忌み嫌われ、多くの猫が犠牲となりました。扇動された人々が、考えられないような方法、書くのもしのびない手段で猫を葬っていったのです。本当に悲しい歴史です。

　ペストは、ネズミにたかったノミが媒介して人間に伝染することが知られています。猫が減ったヨーロッパの街々では、ネズミが大量発生し、その結果、多くの伝染病、中でもペストの大流行に繋がったそうです。インドや東南アジアなどの猫が多く飼われていた地域では、ペストの流行が抑えられたと伝えられています。

　多くの人々が亡くなる中、ネズミを退治する猫が必要であると認識され、猫は敬われるようになったのです。さすが猫さまです。ネズミ退治すらできるとは思えない、腰抜けの我が家の猫には疫病退散を期待できませんが、ただただ新型コロナウイルス騒動を収束させる人類の英知を信じるばかりです。

疫病退散ニャ！ 疫病よけとされるアマビエにも負けない役割を果たすのが猫さまニャ！

魔女狩りのない時代に生まれて来て良かったな、レオ！ お守りします。

🎥 **お薦め映画　その5**

コンテイジョン（原題 Contagion）

監督：スティーブン・ソダーバーグ
出演：マット・デイモン、ジュード・ロウ

　世界中でそして、日本でも拡散する新型コロナウイルスは脅威です。このことを予言していたかのような映画が「コンテイジョン」です。コンテイジョン（＝Contagion）という言葉は、感染を意味します。

　ウイルスの感染拡大の様子や、医療従事者の苦悩、根も葉もないデマなど、現実と重なります。2011年の公開時には、聴衆にとって謎のウイルス発生による病気の蔓延を描いたSFパニック映画でした。しかし、COVID-19によるパンデミックが現実のものとなった今、絵空事ではなくドキュメンタリー映画のように思えます。この映画では、新規感染症の発生から、感染拡大、さらに対応と混乱を描いたのちに、ウイルス騒動が終息して幕が下ります。現実世界のCOVID-19もそうなることを願うばかりです。

コロナとコロナリーの
言語学的考察、論文解釈にも役立つ!

　各国・各地で猛威をふるう新型コロナウイルスです。2021年7月現在も、多くの命が失われ、感染への不安が広がり、日常が奪われています。コロナウイルスは、世界を大きく変容させようとしています。収束を願うばかりです。

　コロナウイルスの「コロナ（corona）」の語源はご存じですか。

　ウイルスを電子顕微鏡で見ると、膜に覆われた表面にたくさん突起が見られます。この形状が王冠のように見え、王冠をラテン語でコロナということから「コロナウイルス」となったそうです。

　コロナウイルスの由来からもわかるように、医学用語は、ラテン語によって支配的な影響を受けています。ラテン語は古代ローマ帝国の公用語で、その後もローマ・カトリック教会の公用語として、近世に至るまで西ヨー

ロッパ地域の共通語であり続けました。

　そのため、医学用語や法律用語には、今もラテン語起源の単語や言い回しが多く残っています。そこで、ラテン語の仕組みを知っていると、医学用語が身近で親しみやすく、覚えやすくなります。

　英語はゲルマン語の系統に属し、アングロ・サクソン語とも呼ばれる古英語が源流です。英国（イングランド）は、11世紀にフランスのノルマン人に征服され、その支配が長く続きました。これが「ノルマン・コンクエスト」です。それ以降、フランス語系の単語が英語に多く取り込まれたのです。とくに上流階級の人々が、フランス語色の強い単語を好んだそうです。

　動物としての牛はcowかoxですが、牛肉はbeefです。豚はpigですが、豚肉はporkです。フランス語で牛肉はboeuf（バフ）、豚肉はporc（ポー）といいます。そうです、beefやporkはフランス語由来の言葉なのです。

　一方で、cowやox、pigは古英語に由来する単語です。動物が生きている間に世話をするのが支配された英国のアングロ・サクソン人、調理された肉を食べるのが支配層のフランス系のノルマン人であったことを意味しています。ウーン、英語の歴史は深いですね。

　本題外ですが、ノルマン・コンクエストは、英国のアイデンティティにも関わる問題であり、ひいては現在の、英国のEU離脱を考える際の重要な潜在因子です。

　このような理由で、現代英語は、古英語・フランス語・ラテン語からなる三層構造をもっています。古英語に由来する単語は、短く平易でcowや

oxのように短いスペリングであることが多いです。フランス語に由来する単語は中立的です。やや長くなり、法律用語が多くなります。ラテン語に由来する単語は多音節で、高尚なオーラを放っているのが普通です。

「登る」という意味の英単語を考えると、rise（古英語）、mount（フランス語系）、ascend（ラテン語系）という流れになるそうです。上行大動脈はascending aortaと言いますね。この例ように、特に解剖用語はラテン語系の用語が現在も主流です。

ラテン語系の長く難しい単語を散りばめるとインテリ学者の雰囲気を振りまくことができるそうです。ラテン語を少しでも知ることで英語の構造が理解しやすくなり、医学論文の解釈や執筆の助けになります。ウンチクを披露しながら紹介してみました。

著者は循環器内科医で冠動脈の異常を治すことを仕事にしています。冠動脈はcoronary arteryで、coronaryを分解すればcorona+aryとなります。そうです、冠動脈は、あたかも心臓が王冠を戴くように取り巻く血管という意味なのです。「…ary」は「…に関する」という接尾語です。

冠動脈の扱いには慣れた循環器内科医ですが、共通の語源をもつ憎いコロナウイルスの前では、オロオロするばかりです。コロナリーの石灰化をぶっ飛ばすロータブレータで、コロナを叩きのめすことができないのが口惜しく残念でなりません。

レオさまはお食事を食べる立場で、飼い主は給仕係だニャ。けなげに尽くすことを忘れるニャ！

ハイ、ご主人様、下僕に為すべきことをご下命ください！

不確実さは不安を招き安心感は猫を招く、
コロナワクチンからの考察

インドの昔話です。

ある男が超能力を獲得しました。その能力とは、人を念じながら観察すると、その人が1年後に生きているか、死んでいるかがわかるのです。その男のもとには、病に悩む患者や、痩せ細った赤子を抱いた母親、年老いた母親を背負った息子などが、次々と訪れるようになりました。「1年後に生きている」と言われれば小躍りして帰っていきます。「1年後に死んでいる」と言われれば納得して帰ります。その男は名医と呼ばれ、患者が絶えることがなかったと言います。

かつての記憶を頼って紹介した昔話なので、インドではなくヒマラヤかもしれず、ストーリーも正確ではないかもしれません。小学生のころに学校図書館にあった本で読んだのでしょうか。妙に、心に残っている話です。

皆さんは、この昔話をいかが思いますか。違和感を覚える人も、なるほど名医だと納得する人もいることでしょう。

　この男は本当に名医でしょうか。この男は、一切の医療行為をしていません。ただただ、1年後の生死を正確に伝えているだけです。しかし、予言をさずかった者は、その男を名医と崇めます。なぜでしょうか。不安がなくなるからではないでしょうか。不確実さは不安をまねきます。1年後の確実な情報が安堵を与えます。患者の立場からすると、安心を与えてくれる人は名医なのです。

　医学が進歩した現在においても、人はやがて死ぬことが運命づけられています。哲学者ハイデッガーは彼の主著「存在と時間」の中で、人間は「死への存在」であるといっています。古来より、不老不死の秘薬を求めた権力者は多くいますが、現在まで生命を保っているものは、誰一人としていません。東京・渋谷の横断歩道を渡る人々の100年、いや150年後を考えてみましょう。その時までには、全員が死んでいる可能性が高いです。これを自分が予言しても名医の称号は与えられません。なぜなら、それほど150年後には皆が死んでいることへの不確実性は低いからです。不確実さが介入する余地のある、明日の命、1年後の命には不安が伴います。医学研究における統計学は不確実さを確率論で数値化しますが、不確実さを払拭するわけでありません。

　新型コロナウイルスの騒動が続いています。このウイルスは、その感染症としての怖さはもちろんですが、情報不足や経験のない状況への不安が問題を複雑にします。さらに、不安をあおることは人を惹きつけます。新

型コロナ感染症にまつわる不安を掻き立てる報道は視聴率を稼ぎます。

　正しいコロナウイルスへの対応策や知識を伝えることは、危機感や恐怖を叫ぶマスコミに負けてしまいます。科学的な情報を理性的に解釈するには素養とエネルギーを必要とします。

　不安に身をゆだね、その矛先を他人への批判に転嫁することは容易です。

　この状況を打破するには、安心を付与することが一番です。この原稿執筆時はワクチン接種が日本で急ピッチで進行しています。ワクチン接種により不安が少しでも解消することを期待します。ワクチンそのものが有効であるべきことは当然ですが、ワクチン接種が進むことで不安が払拭され、社会が落ち着きを回復することを願うばかりです。

　安心感を与えることは人を惹きつけるのですから、猫も惹きつけることは間違いありません。猫に安心感を与えるコツがあります。猫は警戒心がとても強く、過度にかまわれるのがストレスとなります。適度な距離を保つことが懐かれる秘訣です。

　視線を外し、なるべく低い姿勢で静かに近づき、少し高めの声で話しかけると良いです。「お前なんかには興味はないのさ」という態度で接することが、猫を手なずけるポイントです。

　猫と遊んでいると幸せな安心感が湧いてきます。もしかすると日本中の人が猫を飼うと、コロナ騒動が収束に向かうかもしれません。猫バカも、ほどほどにして、これでおしまいにします。

猫は安心できる人の膝の上で眠るのが最高の幸せなのだニャ。一番イヤなのは獣医さんでの予防注射！ 勘弁してくれニャ。

 レオ、病気するなよ！

指導医からみた
良いレジデント、
今一歩なレジデント

医師である前に社会人であれ

　私は、医師になったばかりの初期研修医や、医師になって3年目の専門研修医によって構成されるレジデントと称される若手医師に接する機会が多くあります。

　彼らと話しをする際には先入観を持たず、レジデントへの評価意識を抱くことなく接するように意識しています。しかし、その中で「良いレジデント」や「今一歩なレジデント」といった気持ちを持つことがないといえばウソになります。

　では、どのようなレジデントと話しをすると「良いレジデント」と感じるのか紹介しましょう。秘密の評価基準の開示です。

　研修医はもはや学生ではありません。レジデントとはいえ、医師免許証を持つ医師であり、仕事への対価として給与を貰っているのです。給与を貰うということは、自分以外の人に対して価値を生み出し、それに見合った対価として金銭を得るわけです。

　そこでは、楽しいことばかりではありません。病院には誰にとっても積極的に楽しい事柄ではないが、誰かがしなければならない仕事が山ほどあります。その作業を命じられたときに"口をとがらせる"のは子供の振る舞いです。

　不平・不満を口にする前に、まず仕事上の責任を果たすことが大切です。そのうえで改善できる点や、問題点を上司に伝えても良いでしょう。そこにおいても思慮深く言葉を選ぶことをお薦めします。

患者さんと
上手く接することができる

　「あいさつ」「身だしなみ」「言葉遣い」に十分に注意することも大切です。約束や時間を守ることは基本中

の基本です。

患者さんの中には意識レベルの低下している方や、認知機能の低下している方も少なくはありません。多くの患者さんは、レジデント諸君よりも年長者でしょう。人生の先達への尊敬の念を持ち接すること。言葉を口にする際に、その背景に医師が患者さんに対して抱く感情は透けて見えるものです。年長者の患者さんを、リスペクトして話をすることが望まれます。

他の医療スタッフと
上手く接することができる

病院は多くの職種によって構成されている組織です。医師は、医師以外の医療スタッフと、それぞれ異なる専門的意識と技術を持ち、補完的に協力して医療を行う対等の関係にあります。お互いに敬意を払ってチームの一員として接することが基本です。

他職種の医療スタッフのほうがレジデント諸君よりも年齢が上のことも多いでしょう。患者さん同様、年長者の医療スタッフに対してもリスペクトして接すること。一方で、レジデントといえども医師は医療チームにおいてはリーダーとしての役割を求められます。そこでは思慮深い発言や振る舞いが大切です。

プロフェッショナリズム

医師はプロフェッショナリズムを意識すべき職業です。プロフェッショナリズムを定義することは難しいですが、神官・法律家・医師の三つの職業が元来プロフェッショナリズムを求められる職業であると言われています。

扱う内容が高度に専門的であり、普通の人には理解しにくい内容を扱う職業であるからとされます。レジデント諸君は、プロフェッショナリズムについて意識してもらいたいです。

ここに述べたような事柄がすべてできる完璧なレジデントは存在しません。指導医にとっても達成困難な目標を述べたかもしません。指導医の目標は、レジデントが独り立ちできるように育てることにありますが、

独り立ちするということは、通り一遍のことができるようになることだけではありません。自分で新たに問題を発見し、自分で解決法を見出すことが大切です。

　私たち、指導する立場にいる医師は、レジデントにとってロールモデルとして足り得る、振る舞いや能力を示したいと考えています。常に、立派な指導医であることは困難ですが、その目標に向かって自ら努力しております。何か説教くさい文章になってしまいました。明るく楽しい研修生活を応援しております。

特別講義

プレゼンテーションの達人になるために　秘伝その1

　私は、本著執筆時には医育機関である滋賀医科大学に勤務しています。現在の勤務地に入職する前には、奈良県に位置する「天理よろづ相談所病院」に10年以上に渡り勤務していました。この病院は総合内科ローテート形式の研修システムを40年以上前から導入し実践してきたことで有名です。

　この病院の研修医諸君の勉強熱心さは感心するものがあります。早朝7時半から毎日必ず開催されるカンファレンスで彼らは鍛えられ成長します。医師国家試験を通過したばかりのヒヨッコが、2年間の初期研修を終えるころには見違えるように逞しく変身するのです。

　初期研修医の成長の鍵は、カンファレンスで繰り返される症例プレゼンテーションにあります。症例プレゼンテーションは単なる発表としてだけでなく、医師としての能力を高める作用を内在しているのです。症例を上手にプレゼンテーションできる者は診療能力も高いことを意味します。症例報告を重ねることによって臨床研究の素地も固まっていくのです。

　症例プレゼンテーションは医師の成長過程において重要なステップです。このコラムではカンファレンスでの症例のプレゼンテーション、さらには学会などでの症例報告のプレゼンテーションを、より良く行うためのポイントとコツを伝えさせていただきます。

　天理よろづ相談所病院でのカンファレンスでは、新規入院患者のプレゼンテーションをすべて暗記して行うことがルールになっています。記憶して行うことによって、自分が聴き手になった時に頭の中に患者像を立体的にイメージすることが可能になるのです。患者を把握する能力と診断力が、プレゼンテーションから涵養されます。

カンファレンス室の中では、上級の医師や後期研修医たち、さらに指導医も加わって質問が飛び交います。限られた時間のなかで自分の考えをどううまく表現するかという技術がプレゼンテーションには求められます。

　毎日プレゼンテーションを繰り返すことによって、聴き手を納得させるコミュニケーション能力が向上するのです。コミュニケーション能力は医療関係者間での情報伝達だけでなく、患者との関係においても重要な能力です。相手が求める内容を正確に把握し「わかりやすい言葉で話す」ことが主治医力を高める鍵となるからです。

　フランス料理では、コース料理の際に料理が出される順番が決まっていることはご存じでしょう。前菜、スープ、主菜魚・肉、デザートなどコース料理の構成が皆の頭にはすでに出来上がっています。フランス料理だけでなく、イタリア料理、あるいは和食、中国料理にもコース料理があります。

　ここで大切なことは、症例のプレゼンテーションにもコース料理のように定型があるということです。症例のプレゼンテーションにおいても、定型にしたがって行うとスムースに運びます。

　病歴呈示から始まり、身体所見、血液検査所見、画像所見、プロブレムリスト、アセスメント、プランと進んでいくのが伝統的な症例提示の定型です。病歴がプレゼンテーションでの前菜に該当し、年齢、性別、主訴から始まります。

　聴衆は、病歴のあとは身体所見が続き、そして血液検査、画像検査さらにはプロブレムリストが続くものと予測しているので、その順序での発表は理解しやすいのです。メインディッシュに該当するのは、アセスメントとプランとなります。文字通りプレゼンテーションの最

も重要な部分です。

　プレゼンテーションが定型に従うべき理由は、その順序が実際の診療の流れの再現であるからです。この順序に従うプレゼンテーションを聴いていると、医師は自分が診察室で患者の話を聞き、診察し、検査を行い、判断して治療を行っているときの思考過程を追っているような気持ちになるので、患者像を描きやすくなります。これはカンファレンスでの症例呈示だけでなく、学会や研究会での症例報告においても同じです。

参考文献
・よく出会う18症例で学ぶプレゼンテーションの具体的なポイントとコツ―初めてだってうまくいく！　江原 淳（編集）／中川義久，八田和大（監修）、三輪書店

プレゼンテーションの達人になるために　秘伝その2

　毎日のカンファレンスだけでなく、学会や研究会での症例報告を行う意味を考えてみましょう。

　自己の経験した症例について詳しく検索し、その成果を症例報告として発表することは、自らの知識や理解を深める機会となります。自分が担当した患者さんの症状や検査結果や治療経過などをどう解釈するのか、どこまでが通常の経過で、どこからが特殊なのか、こういった視点が新たな知見の発見に繋がります。

　稀な疾患であるほど、皆で症例の経験を共有して複数例の解析を可能とすることで、病態の解明に繋がります。症例報告が契機となり、新たに疾患の病因や治療法が発見されることもあるのです。

　これが、希少な症例や、特異な経過をたどった症例を経験した時に学会報告し発表すべき理由です。臨床領域の医学研究は、「患者さんに始まり、患者さんに終わる」と言われます。患者さんに、寄り添う姿勢を学ぶ基本が症例報告なのです。

　このコラムでは、症例報告を、準備から発表まで上手に行うためのコツを伝授いたします。

　症例発表のスライドの基本的な構成を**表1**に示します。スライドの枚数などは、発表する学会や研究会に応じてのルールもありますから、この通りでなくともメリハリを付けて工夫してもらえば結構です。しかし、この流れの基本は押さえるべきです。

スライド1：タイトル、発表者、発表日
　　タイトルは、症例のポイントを明示すること

スライド2 ～ 3：症例の呈示
　　主訴、現病歴、既往歴、家族歴、生活歴、身体所見、など

スライド4：基本的な検査所見
　　血液検査、心電図、胸部レントゲン、心エコー、など

スライド5：特殊検査所見
　　CT、MRI、心臓核医学検査、心臓カテーテル検査、病理所見など

スライド6：治療の経過
　　必要なもの・不必要なものを判断して、過不足なく簡潔に

スライド7 ～ 8：考察
　　ポイントを1つないし2つに絞る。
　　必ず論文を1つは引用しながら考察を展開し、結語を導く

スライド9：結語（簡潔に）

　スライド作成において留意すべき3つのポイントは、「明快さ」「正確さ」「効率性」です。この3つのポイントは、何かを誰かに伝達する場合の基本的な条件です。明快さとは、わかりやすいことです。正確さとは、誤りがなく正しく確かなことです。

　発表用のスライドでもっとも重要なこと、そして成功の鍵は3つ目のポイントである効率性です。これは、一定の情報を伝えるために必要最小限の文字や図表を用いることを意味します。具体的にはスライドの文字を大きくすることです。スライドも字が小さすぎれば読めないだけでなく、重要な情報がどこにあるのかが理解できなくなります。

　さらには文字の量が多すぎるのも問題です。情報が過多につまっていては、最終的に何が言いたいのかがわかりにくくなります。それ以

前に、聴衆はスライドを見た瞬間に読む気を失います。スライド作成にあたっては、「このスライドで伝えたいことは何か？」これを常に自問しながら作ると、自然に効果的なスライドが作成できます。

　スライド作成においては発表が上手い先輩医師や同僚に何度も見てもらい、予行演習などを通じてブラッシュアップを本番直前まで繰り返すことが大切です。

　これは若手医師に限ったことではありません。偉い教授の先生であっても、何年間もの時間を費やして行った大規模な研究を15分程度の時間で発表し、その評価に研究者人生を問いかけねばならない場面もあるのです。たとえ小さな研究会での症例報告であっても、その緊張感を想像して臨まなければなりません。

　学会などでの症例報告において、留意すべき重要な点が「利益相反」です。医療は経済的活動を含む社会的な行為ですから、営利企業との関係を断つことは困難です。その一方で、すべての医療活動に携わる人々が利益相反に関連する事項を適切に管理でき、その結果として公平・公正で、社会に対して透明性を持ちながら充実したものとなるように、利益相反（Conflict of Interest、COI）をマネージメントすることが大切です。

　具体的には発表者はCOIを開示することが必須となります。各学会に応じて開示すべき基準が明示されています。開示すべきCOIを持つことは恥ずべきことではなく、むしろ活動性の高さとして誇るべきことです。堂々と開示し透明性を保ちながら医療活動の活性化を達成していくことがポイントです。

　症例報告においては、患者個人のプライバシーの保護も大切です。特定の患者であることが同定されないように工夫が必要です。胸部X

線写真や心電図、CTなどの画像情報には患者名や撮影日が写し込まれていることが通常ですが、この情報は画像ソフトを用いて消去しておく必要があります。

　発表の場において安易に前医療機関を批判してはならないことは当然です。次に同様の症例があった場合に、より良い経過を提供するには、どのような改良した対応や工夫が可能なのかを前向きに呈示する姿勢が求められます。

プレゼンテーションの達人になるために　秘伝その3

　学会で症例報告を行う際には、上手にプレゼンテーションをしてほしいものです。そのために実務的に大切なポイントを、このコラムで紹介します。

　スライドが出来上がったら、何度も発表の練習を繰り返すことが、素晴らしいプレゼンテーションを行うために大切です。そのうえで医局の中での予行演習を行ってもらいましょう。本番に近い環境で発表し、本番さながらの質疑応答を経験することが予行演習の目的です。発表時間を守るためにタイムキーパーをおいて正確な時間を計り、必ず本番と同じ発表時間と討論時間を把握できるようにしましょう。

　遠慮なく批判をしてくれる指導者・先輩・同僚を前にして行うことがコツです。できれば発表が上手な先輩に聞いてもらいましょう。優れた発表ができる人は、改善すべき点を見抜く能力も高いものです。予行演習は自分ひとりで100回発表の練習をするよりも効果的です。改善点は必ずあるはずです。問題点や間違いを率直に言ってくれる人に参加いただきましょう。

　発表において初心者が陥りやすい失敗を**表2**にまとめました。

[表2] 初心者が陥りやすい失敗原因

●調べたことを全部伝えようとする	●発表原稿が準備できていない
●症例の論点が絞り切れていない	●声が小さい
●スライド枚数が多い	●喋るのが早すぎる
●スライドの字が小さい、書き込みすぎ	●発表時間が制限を超える

発表に慣れていない人は、まずは文章で書かれた原稿を作成すべきです。しかし、発表の本番でも、予行演習でも、原稿を取り出して読むことは避けるべきです。原稿は、練習でのみ使用し、箇条書きだけの発表用のメモに書き換えて本番に臨むことを勧めます。なぜなら、発表原稿が眼の前にあると棒読みとなるからです。

　棒読みは単調になるので聴衆には聞き取りにくく魅力のない発表となりがちです。予行演習では、本番の規定の9割以内の時間で終わるようにしましょう。予行演習で規定時間ぎりぎりであったり、さらにオーバーしたりした場合には修正が必要です。この修正はスライド内の字句を多少減らしても解決することは少なく、スライドごと減らして発表の内容や論点を大きく整理する覚悟で対応することが成功への鍵となります。

　また、予行演習が終了して30分ほどしてから、聴いてくれた人に症例発表の要旨と論点を尋ねてみることも有用です。すでに忘れ去られ、答えられないようであれば論点のぼやけた発表であった可能性が高いからです。もう一度、発表の流れと症例の論点について確認しましょう。

　これまで述べてきた内容の要約として、発表を成功に導く3つのポイントを挙げます。この3点に留意すれば、少なくとも大失敗のプレゼンテーションにはならないことを約束します。

・ポイント1：聴いてもらう

　発表原稿は必ず作成すべきです。発表時間を守るためにも大切な準備だからです。しかし、本番の発表では原稿は読まずに自分の言葉で喋ること。発表原稿と一言一句違ってはいけないという訳ではありません。そして、大きな声でゆっくり話すことが基本です。聴衆に聴いてもらえなければ意味がありません。発表に許された時間を厳守する

ことは何よりも大切で、最低限のマナーです。

・ポイント2：見てもらう

　下手なプレゼンテーションの原因は、スライドの枚数が多すぎるだけでなく、文字が小さすぎることです。スライド全面に細かい文字で文章が一杯だと、聴衆は逃げ出したくなります。スライドの枚数は昔から言われるように1分間で1枚が目安となります。

・ポイント3：理解してもらう

　発表の初心者が陥りやすい失敗は、調べたことや勉強したことをすべて伝えようとすることです。自分が勉強したことを褒めてもらいたいのかもしれませんが、これが失敗の元です。伝えたいことに優先順位をつけて、絞り込むことが大切です。何から何まで伝えよう、発表しようとするほど、焦点のぼやけた発表になっていきます。潔いくらいに論点を研ぎ澄ました発表ほど良い発表になると心得えましょう。

参考文献

・あなたのプレゼン 誰も聞いてませんよ！シンプルに伝える魔法のテクニック　渡部欣忍（著）、南江堂

・百戦錬磨のインターベンション医が教える国際学会発表・英語論文作成 成功の秘訣　村松俊哉（編集）、南江堂

　「臨床研究」とは何でしょうか？

　公式には以下のように定義されます。
　「医療における疾病の予防方法、診断方法及び治療方法の改善、疾病病原および病態の理解並びに患者の生活の質の向上を目的として実施される医学系研究であって、人を対象とするもの」

　現在、医療の現場で施行されている疾患の診断方法や治療方法は、多くの研究・経験をもとに長い時間をかけて発達してきたものです。しかし、依然として不十分で、一層優れた治療方法が求められます。その追求のために、実際の患者の協力により研究を遂行しなければなりません。これが「臨床研究」です。

　臨床研究は最終的には患者に利益が還元され福音をもたらすものですが、研究に参加する医師に与える影響も大いにあります。研究に参画することによって医師も成長の糧を得ることができます。
　実例として、循環器内科医、その中でもPCIに携わる医師の場合について考えてみましょう。**図1**に冠動脈インターベンション（PCI）施行医の成長に必要な因子を示します。

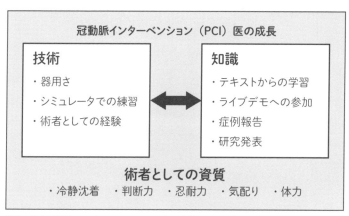

冠動脈インターベンション（PCI）医の成長

技術
・器用さ
・シミュレータでの練習
・術者としての経験

知識
・テキストからの学習
・ライブデモへの参加
・症例報告
・研究発表

術者としての資質
・冷静沈着　・判断力　・忍耐力　・気配り　・体力

［図1］冠動脈インターベンション(PCI)施行医の成長に必要な因子

　PCI施行医として必須なものは技術であり術者としての経験です。しかし、経験のみに頼っていても進歩は期待できません。知識に裏付けられてこそ、技術は成長します。その知識を高める最善の方法が臨床研究への参画なのです。

　技術と知識が車の両輪となってこそ、術者としての資質が向上し、真に患者への医療と医学の進歩に貢献できる医師となるのです。

　臨床研究がもたらすメリットを**表1**に示します。医学部を卒業し医師免許を取得して以来まったく臨床研究に参加したことのない医師もいるかもしれません。決して責めるわけではありませんが、研究活動に参加してこそ医師としての素養が向上します。ぜひとも本書の読者には臨床研究から得られる充実感のもたらす喜びを知ってもらいたいのです。瀕死の重症患者の閉塞した冠動脈を開通させ救命に成功することにも劣らぬ達成感があることを約束します。

［表1］臨床研究がもたらすメリット

1. 科学的根拠に基づいた論理的思考の訓練
2. 観察が緻密になり、治療への取り組みも積極的になる
3. 独善に陥らないための他流試合
4. 自分の経験を客観的に残すことができる
5. 世界の医療に貢献するという夢を持つ
6. 医師に充実感と成長をもたらす
7. 論文を読むことが楽しくなる

　臨床研究は、どのようなステップを経て、推敲されるのでしょうか。医師として医療に携わる中で、臨床上の疑問に遭遇することはしばしばあるでしょう。それが研究課題の認識です。そこから研究を進め最終的に論文発表に至るまでのステップを**図2**に示します。

　臨床研究では、十分な文献検討を行った上で、先ず理論的な前提から出発した仮説の設定を行うことが必要です。仮説の設定内容の良し悪しが、研究結果の価値を大きく左右します。妥当な仮説に基づいた研究の実施は、一般化に向けて大きな意味がありますが、個人的な偏見による仮説の設定からは一般化に至る成果を得ることができないからです。

　どのような研究にも限界や問題点が内在しています。研究過程で捉えられた結果の解釈では、その限界を十分に認識した考察が必要です。研究実施においては、仮説を科学的に実証していくための厳格な調査や実験の方法論をしっかりと学んでおく必要があります。これらの手続きを確実に踏むことで科学性が保証されたものとなります。

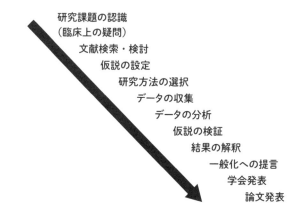

研究課題の認識
（臨床上の疑問）
文献検索・検討
仮説の設定
研究方法の選択
データの収集
データの分析
仮説の検証
結果の解釈
一般化への提言
学会発表
論文発表

［図 2 ］臨床研究のステップ

　十分な文献検討と研究デザインの選択が済んだら、研究計画書を作成する必要があります。実際に研究を実施していくための具体的な過程について明文化する作業です。研究計画の大枠は、「研究タイトル」「研究動機」「研究背景」「研究対象」「研究の意義」「研究方法」となります。実務的にプランを遂行するための人的資源や経費、倫理的な配慮などで構成されます。

　研究のタイトルは、研究の「顔」に相当する重要な部分の一つです。新しい知見の存在を予期させるような魅力的なタイトルが望まれます。簡潔明瞭で長すぎないことが肝要です。研究動機は、実際の医療の現場で何を新しい発見の源と感じたかという経験上の根拠を明らかにする部分です。研究背景は、これまでの文献的検討の集約された部分です。研究動機の所在をはっきりとさせ、すでに解明された事柄と、未だ不明の事柄を認識させる部分で、研究の新奇性を示す部分でもあります。

臨床研究とは何か？ その意義と参加へのいざない　秘伝その2

　　臨床研究を行うためには、内容や目的に応じて研究デザインを使い分ける必要があります。このコラムでは、研究デザインと、その特徴について紹介します。

・観察研究

　　臨床研究は、観察研究と介入研究に大別されます。まず観察研究について説明しましょう。観察研究は、すでに通常行われている治療の効果や予後を観察する研究デザインです。観察研究では、研究を目的とした治療を行うわけではありません。ここがポイントです。

　　観察研究の基本は症例報告です。稀な疾患の症例報告は今後の治療の参考になり、さらに未知の疾患を最初に見出すきっかけともなります。個別の症例の経過の中で、教科書的な経過をたどらなかった症例や、教科書的な治療を超える工夫を行った症例には今後の参考となることが期待されます。ここでは、症例報告を超える観察研究について説明します。

　　観察研究のなかでも代表的な研究デザインが「コホート研究」と「ケース・コントロール研究」です。その概念図を**図3**に示します。

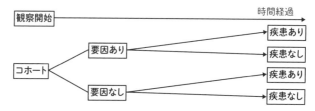

［コホート研究（前向き・観察研究）コホート］

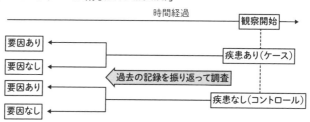

［ケース・コントロール研究（後向き・観察研究）］

［図3］ コホート研究とケース・コントロール研究の概念

　ケース・コントロール研究（case-control study）は、疾病やイベントを生じたグループ（ケース）と、生じなかったグループ（コントロール）のそれぞれについて、投薬や有害物質への曝露などの背景因子の存在割合を過去に遡って調べて比較する観察的研究です。

　曝露と結果の関連の強さをオッズ比として定量的に評価でき、結果の発生確率が低いと仮定できる場合にはオッズ比を相対危険度の近似値として解釈することができます。過去に遡って調査することから「後向き研究」に分類されます。

　コホート研究（cohort study）は、ある要因に曝露した集団と曝露していない集団を一定の期間追跡して、研究対象となる疾患の発生率を比較することで要因と疾患発生の関連を調べる観察的研究です。つまり、研究を開始したときには対象としている疾患にかかっておらず、

将来その疾患にかかる可能性がある対象者を母集団として設定します。その集団を追跡調査して、研究期間中に起きた疾病発生数を数える研究です。未来に向かって調査することから「前向き研究」に分類されます。レジストリ研究は、医学の前向き研究の進め方の一つで、コホート研究に分類されます。レジストリという言葉の意味は、「登録、台帳」という意味です。研究対象となる疾患の患者の情報を順次データベースに登録し、患者数を増やしデータを積み重ねて、使用した薬物や治療法による経過の優劣について統計学的に比較する研究です。

　次に、介入研究について説明します。研究を目的として実験的に治療への介入を行うものが介入研究です。その代表がランダム化比較研究（randomized controlled trial：RCT）となります。これは、無作為比較研究とも呼ばれます。ある薬の有効性や安全性をみるために、患者を乱数表（くじ引き）で割り振って本物の薬と偽薬を投与する研究です。
　治療法の優劣をみるために、Aという薬物を用いる患者と、Bという薬物を用いる患者を無作為に割り振って、その効果や安全性を比較します。研究の結論から導かれるエビデンスのレベルが一番高いとされます。無作為に介入を行うので、個体差、背景因子の差異に左右されない結果が得られることが期待されます。
　つまり、主治医の判断（恣意性）や偏り（バイアス）が入る余地がまったくないため、エビデンスレベルが高いと評価される訳です。
　ランダム化比較研究では、研究デザイン上で複雑な患者背景をもつ症例は排除されることが多く、実臨床の現場で遭遇する多彩な患者を反映しないことが問題となります。ランダム化比較研究は非常に強力な研究デザインですが、得られた結果はあくまでもその研究対象者の

中でだけ正しい結論であることに注意が必要です。これを研究の"内的妥当性が高い"といいます。

　逆に、レジストリ研究では、そのような症例もデータに組み入れられており、実臨床に反映しやすいことが利点となります。これを研究の"外的妥当性が高い"といいます。レジストリ研究では、主治医がよいと考える治療法を選択することになるため恣意性やバイアスが入ることは避けられません。この治療法選択のバイアスをいかに解析上で説明し排除するかが大切な課題となり、これがレジストリ研究の弱点ともなります。**表2**にランダム化比較研究とレジストリ研究の得失について示します。

［表2］ランダム化比較研究とレジストリ研究の得失

	ランダム化比較化研究	レジストリ研究
長所	● 内的妥当性が高い ● バイアスを完全に排除できる ● 結論のエビデンスレベルが高い	● 外的妥当性が高い ● 実臨床の臨床を反映 ● 実施が容易 ● 結果を早く臨床現場に還元できる ● 頻度の低い事象も解析可能
短所	● 外的妥当性が低い ● 実施困難性、費用・倫理性 ● 結果が出たときには時代遅れ ● 実臨床の臨床現場を反映しない	● 内的妥当性が低い ● バイアスを完全には排除できない ● 結論のエビデンスレベルが低い

　ランダム化比較研究とレジストリ研究は、単純に一方が優れているというものではありません。また相反するものでもありません。それぞれに得失があり、その役割が相補的なものであることを強調したいです。お互いの良さを引き立て合って、エビデンスをいっそう強固なものにしていくのです。

　書店の店頭には、「統計学は最高の学問である…」といった攻撃的でキャッチーなタイトルの書籍が目立ちます。

　これにあえて反論したいと思います。統計学を振り回してはいけません。本当に臨床的に大きな意味のある事象は、統計学を使わなくとも伝わってくるはずです。医学論文は、実臨床において医師が実感していることをデータ化して、そこから得られた真実と思われる事柄を報告するためのものです。解析結果から得た結論について客観的に他者を説得する道具の１つが統計学なのです。

　例えば、BMS（金属製ステント）に比してDES（薬物溶出性ステント）で再狭窄が少ないという事象は、統計学を使わなくとも実感できます。この実感できる事実を裏付けるために統計学を用いるのです。「統計的にこう出たから結論はこうだ」と言うのは逆です。統計学を数字の遊びにしてはいけません。ややこしい言いまわしで申し訳ありません。統計学を駆使しても、白いものを黒いといいくるめることは不可能であると言いたいのです。

　今はコンピュータの時代です。統計ソフトも進化しています。それらを使えば複雑な統計処理も瞬時に終了します。本当に大切なことは、そのコンピュータが処理してくれる計算の背景にある意味を理解することです。この土台なしに統計ソフトを振り回すことは危険です。

　逆にいえば、意味もわからず統計ソフトを『ガラガラポン』と振り回す人が多いのです。どの場面で、どの検定法を使えばよいかが理解できなければいけません。統計ソフトが進化した時代だからこそ統計の意味を知る必要があるのです。統計への拒否感をなくす努力が必要です。

使いなれた統計ソフトをもつことが大切です。SAS、SPSS、JMPなどが有名です。Rというフリーソフトもあります。たとえば、初めてプレゼンテーションを行う時に、パワーポイントの使い方を一から勉強していては大変であることは皆さんも判ると思います。1つの統計ソフトに習熟する必要があります。ちなみに、私は、JMP（ジャンプと発音します）を一番多く使っています。

　医療統計は数字を扱います。統計の基本として、研究対象として扱う数字が、どのような尺度データなのかを把握することが重要です。その分類を**表1**に示します。質的データとして、名義尺度と順序尺度があります。量的データとして、間隔尺度と比率尺度があります。また尺度の扱い方は測定者の定義しだいで変化することも大切です。例えば、A：ゴボウ、B：ニンジン、C：ダイコン　とした時に、その長さを、A=58cm、B=18cm、C=40cmとした場合には量的データである比率尺度のデータになります。長い順にA＝1、B＝3、C＝2とした場合には順序尺度のデータになります。野菜の名前として、A＝1（ゴボウ）、B＝2（ニンジン）、C＝3（ダイコン）とした場合には名義尺度のデータになります。

　閉塞した心筋梗塞責任血管の流れの程度を示すTIMI分類がありますが、これは質的データである順序尺度であって、量的な数字ではありません。TIMI＝3はTIMI＝1の流れの3倍良い訳ではありませんし、その差＝2の持つ意味は不明です。

　データ全体を要約する数値を代表値といいますが、データの数字の尺度により代表値が異なります。代表値でもっともよく知られているのが平均値（mean）です。中央値（median）とは、全標本のうち、ちょうど真ん中の順位にある標本の数値を指します。最頻値（mode）とは、基準の数値を一定の範囲で階級分けしたとき、もっとも多くの

標本が集中する階級を指します。

　統計の基本である2群間の比較について要約すれば、その見極めよ
うとしている両者の代表値の差が、それぞれ群の測定値のバラツキに
比べて相対的に十分大きいかどうかを判定しています。したがって測
定値の代表値を把握することが大切です。具体的には、平均値と使う
のか、中央値を使うのかを常に意識する必要があります。皆さんが想
像している以上に、平均値ではなく中央値を使うべき場合が多いはず
です。

［表1］尺度データの種類と代表値

・研究対象として扱う数字が、どのような尺度データなのかを把握すること
　が重要。
・尺度変数により代表値が異なることに注意。

	尺度	意味	例
質的データ	名義尺度	● 対象を分類するためにつけた符号 ● 認識番号としてのみ機能する ● 代表値：最頻値	自動車の ナンバー
質的データ	順序尺度	● 対象を比較するためにつけた順位。 ● 数値の大小関係にのみ意味を持たせたもの ● 代表値：中央値	マラソンに おける着順位
量的データ	間隔尺度	● 差が等間隔にある数値で加減が可能 ● 代表値：平均値	温度、 試験の点数
量的データ	比率尺度	● 倍数関係（比）を問題にする測定値 ● 原点0がある ● 代表値：平均値	身長や体重

医療統計の入門の入り口　秘伝その2

　医療統計の基本は、差を検出することです。新規治療によって、従来の標準治療に比べて治療成績が改善したかどうかを考えることは、その両治療群の治療成績の差異を検定するということです。

　実際の統計処理でもっとも良く使用するのが、2群間の数値の差の検定です。その場合に、それぞれの群のデータの分布に気を配る必要があります。前述のように2群間の比較とは、両群の代表値の差が各群の測定値のバラツキに比べて相対的に十分大きいかどうかを判定しています。両群の代表値の差異が大きいほど、各群内のバラツキが小さいほど、両群の差の有意性が際立ちます。

　また、分布の仕方によって用いるべき統計解析法が異なるのです。正規分布するデータを解析する場合に使われる検定法を総称してパラメトリック検定といます。その代表がt検定です。正規分布ではないデータ、または分布の状態が不明であるデータを解析する手法を総称してノンパラメトリック検定といます。ちなみに、パラメトリック検定では平均値の差を検討しており、ノンパラメトリック検定では中央値の差を検討しています。

　2群のデータの比較は、「パラメトリック検定　又は　ノンパラメトリック検定」そして「対応あり　又は　対応なし」の2×2の選択の中で使用すべき検定法が決まります。それを示したものが**表2**です。対応がある2群とは、同じ被験者集団に対して実験操作を加えた前後の比較です。対応のない2群とは、別の被験者集団を設定して、集団ごとの比較をする場合です。

　本書の読者の多くは現場の臨床医、それも若手が多いと思います。皆、とにかく忙しいのです。研究の専門家でない臨床医が、臨床試験

[表2] 2群間の比較において用いるべき検定法

	パラメトリック検定	ノンパラメトリック検定
対応あり	Paired t test	Wilcoxon signed-rank test
対応なし	Student's t-test (Non-paired t test)	Mann-Whitney U test (= Wilcoxon rank sum test)

を正しくデザインしデータを適切に収集し、そして統計解析すること
は困難です。臨床の片手間に善意と根性だけで質の高い研究をするこ
とは不可能といってよいでしょう。

　統計学に精通してデータ解析を行える専門家をStatisticianと言いま
す。Statisticianに相談してアドバイスをもらうようにしましょう。最
終の解析の場面になってからではなく、臨床研究の立案の段階から相
談した方が良いでしょう。適切に多変量解析を行ったり、プロペンシ
ティ・スコア解析を遂行したりすることは一人では困難です。

　コンピュータにとにかくデータを入力してボタンを押せば、それな
りの答えは出ます。しかし、それでは専門医学雑誌に投稿しても査読
の指摘に耐えることは不可能です。多くの医学雑誌の査読者にも統計
学の専門家が参加するようになっています。その査読者には素人の付
け焼き刃の医療統計の知識では対応は困難です。

　医師だけでは質の高い臨床研究を行うことは不可能であり、データ
マネジメントや生物統計に関する統計解析などを行う人材・支援部門
の整備に国としても力を入れ始めています。ぜひとも統計学の専門家
に相談しましょう。医療統計というコラムの締めくくりが「専門家に
相談を」というのも皮肉なものですが、専門家に相談しているうちに
自分自身でも自信をもって解析できるようになります。

　日本から質の高い臨床研究が世界に向かって情報発信されることを
願っております。

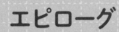

流し雛から万葉の心を偲ぶ、
生きるとは何か？

皆さんは、子供の頃を思い出すことはありませんか？

　ふとした拍子に幼少期の出来事が、今ここで体験したようにフラッシュバックするのです。人は、疲れたり辛い出来事が重なったりした時に昔を思い出すと言います。コロナ禍の影響かもしれません。それとも単なる老化が顕在化しているだけかもしれません。

　「オーイ、流すぞ！」

　眼に浮かんだのは、自分と姉そして父親とで、小さな竹船に載せられた素焼きの陶器で作られた雛人形を川に流し放つ瞬間です。何十年間も忘れていた風景ですが、突然鮮明に蘇ってきました。
　私は石川県金沢市の生まれで、実家の近くを犀川が走っています。「ふるさとは遠きにありて思ふもの…」という一節で有名な、金沢ゆかりの詩人

である室生犀星のペンネームにも冠する清流です。場面は、その犀川の河原の水辺です。

　流し雛（ながしびな）は、祓い人形と同様に身の穢れを水に流して清める意味の民俗行事で、雛祭りの原型とのことです。自分の頭の中の情景は事実ではなく、童話や小説の一節を原体験のように思い起こしただけかもしれません。

　３歳年長の姉に確認すると、明確に記憶しておりました。夢ではなく、実体験が脳裏に焼き付いていたのです。姉が６歳、私が３歳前後に姉弟同時に「麻疹（はしか）」に感染し、無事に治癒した際に雛を流したのです。

　天然痘（もがさ）は、高い死亡率に加え、治癒しても瘢痕を残すことから、世界中で悪魔の病気と恐れられてきた有史以来の感染症です。麻疹も古来より生命に関わる大病とされており、たびたび大流行を繰り返し、天然痘より死亡率が高く「天然痘は器量定め、麻疹は命定め」とも云われ恐れられていたそうです。

　今は、流し雛を行っている家庭はないでしょう。当時の我が家では、実行していたのです。流すための人形を、父に連れられて瀬戸物屋に買いにいった場面も姉は記憶していました。近所の店で流し雛を販売しているほどに、普及した行事であったのです。

　銀も金も玉も何せむにまされる宝子にしかめやも

　万葉集に収められている、山上憶良の歌です。701年に遣唐使として入唐、帰国し当時有数の学識者であった憶良は、庶民の生活に密着した歌で

万葉集中に独自の境地を開いています。この歌は、子を思う親の気持ちは昔も今も変わらないことを示すものとして有名です。8世紀の初め、約1300年以前に詠われたものですが、当時の乳児死亡率は高く、多くの親は自らの赤子の死を経験していたはずです。当時は疫病が主たる死因でした。天然痘や麻疹などの流行の記録があり、出生時平均余命は20歳より短いものであったようです。死が身近であるだけに、生を繋ぎ成長する子供には限りない愛情をもって育て慈しんでいたことでしょう。

　いにしえの人々は常に死の危険にさらされていました。生きていることの危うさを感じつつ、今日を生き抜いたことに感謝して暮らしていたに違いありません。日々、口にする食事もありがたかったでしょう。恵みをもたらし、時には荒れ狂い命を脅かす大自然にも畏怖の念をもって接していたでしょう。自然にあふれた環境で生の喜びに満ちた時をすごす、なんと人間らしい幸せな人生でしょうか。

　一方、現代はどうでしょうか。医療は進歩し平均寿命は飛躍的に延びました。死の危険を実感することはなく、生きていることがあたり前になりました。その中で、人間は「生きる」ことへの感謝を忘れてしまったのではないでしょうか。

　進歩したのは医学・医療だけではありません。コンピュータやインターネットが普及し便利になりました。しかし便利になることと幸せになることは別かもしれません。便利さと引き換えに多くの大切なものを失う可能性もあります。今後の医学の進歩を社会に真に還元するためには、人間の真の幸せとは何かという考察に基づいた精神的な裏づけが必要でしょう。

　なぜなら、医学がいかに発達しようとも、私たちの心には万葉の時代と

変わっていない何かが必ず残っているはずですから。

赤ちゃん猫は本当にかわいいニャ。子猫に乳を与える母猫の満ち足りた顔は素晴らしいニャ！ 難しいこと言わなくても、可愛いものは可愛いのだニャ。

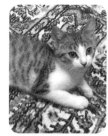
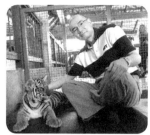

なかがわよしひさ
中川義久
滋賀医科大学
内科学講座循環器内科　教授

[略歴]　1961年7月、石川県に生まれる。
　　　　1986年3月に京都大学医学部を卒業、同年6月、京都大学附属病院へ。
　　　　その後、浜松労災病院(1987年)、小倉記念病院(1990年)、国保松戸市立病院
　　　　(2002年)で勤務。2003年3月に京都大学にて博士号(医学)を取得。
　　　　京都大学循環器内科講師(2004年)、天理よろづ相談所病院循環器内科部長
　　　　(2006年)、天理よろづ相談所病院副院長〈兼任〉(2018年)。2018年12月より現職。
[資格]　日本内科学会総合内科専門医、日本循環器学会専門医、日本心血管インターベ
　　　　ンション治療学会専門医
[単著]　心臓内科医のひとりごと　同友館、東京、2000
　　　　研修医・看護師のための心臓カテーテル最新基礎知識　三輪書店、東京、2003
　　　　恋する医療統計学　南江堂、東京、2015
　　　　心臓カテーテル検査の基本とコツ　羊土社、東京、2009
　　　　そうだったのか！絶対に読めるCAG、羊土社、東京、2016
[編集]　カテーテルアブレーションの治療とケア　メディカ出版、大阪、2010
　　　　心臓カテーテル看護の新人成長おたすけブック　メディカ出版、大阪、2010
　　　　PCIマニュアル、テクニックとコツの入門書　メディカ出版、大阪、2011
　　　　プレゼンテーションの具体的なポイントとコツ　三輪書店、東京、2013
　　　　プロブレム別診療マネージメントチャート50　メディカ出版、大阪、2015
　　　　実践！カテーテルアブレーションの治療とケア　メディカ出版、大阪、2017
[連載]　Dr.中川の「論文・見聞・いい気分」、CareNet.com、2018〜継続中

ネコの手も借りたい！
ニャンとも楽しい臨床論文との付き合い方

2022年4月1日　第1版 第1刷 ©

著　者　　　中川義久　NAKAGAWA, Yoshihisa
発行者　　　宇山閑文
発行所　　　株式会社金芳堂
　　　　　　〒606-8425 京都市左京区鹿ケ谷西寺ノ前町34番地
　　　　　　振替　01030-1-15605
　　　　　　電話　075-751-1111　（代）
　　　　　　https://www.kinpodo-pub.co.jp/

組版・装丁　　HON DESIGN
イラスト　　　楠木雪野
印刷・製本　　モリモト印刷株式会社

落丁・乱丁本は直接小社へお送りください．お取替え致します．

Printed in Japan
ISBN978-4-7653-1897-6